山东省社会科学规划研究项目：16CKPJ19

农村儿童
健康知识与技能图典

张雪雁　著

人民卫生出版社

图书在版编目（CIP）数据

农村儿童健康知识与技能图典 / 张雪雁著. —北京：
人民卫生出版社，2017

ISBN 978-7-117-24744-3

Ⅰ. ①农⋯ Ⅱ. ①张⋯ Ⅲ. ①农村－儿童－保健－普
及读物 Ⅳ. ①R179-49

中国版本图书馆 CIP 数据核字（2017）第 157260 号

人卫智网	www.ipmph.com	医学教育、学术、考试、健康，购书智慧智能综合服务平台
人卫官网	www.pmph.com	人卫官方资讯发布平台

农村儿童健康知识与技能图典

著　　者：张雪雁

出版发行：人民卫生出版社（中继线 010-59780011）

地　　址：北京市朝阳区潘家园南里 19 号

邮　　编：100021

E - mail：pmph @ pmph.com

购书热线：010-59787592　010-59787584　010-65264830

印　　刷：中国农业出版社印刷厂

经　　销：新华书店

开　　本：850×1168　1/32　印张：8

字　　数：200 千字

版　　次：2017 年 8 月第 1 版　2017 年 8 月第 1 版第 1 次印刷

标准书号：ISBN 978-7-117-24744-3/R·24745

定　　价：48.00 元

打击盗版举报电话：010-59787491　**E-mail: WQ @ pmph.com**

（凡属印装质量问题请与本社市场营销中心联系退换）

山东省社会科学规划研究项目：16CKPJ19

前 言

PREFACE

　　健康素养是健康素质的重要组成部分，指的是个人获取和理解基本健康信息和服务，并运用这些信息和服务做出正确判断，以维护和促进自身健康的能力。农村儿童是一个特殊群体，特别是留守儿童父母不在身边更加需要多了解健康知识，拥有维护自身健康的能力。

　　为了促进农村儿童健康成长，普及健康知识，农村儿童青少年及家长需要了解怎样保护他们的身体不得病、少得病。本书以图文并茂的方式，形象生动地介绍了基本的健康知识、常见疾病的预防知识和急救知识。引导农村儿童采取有助于健康的行为，不仅可以预防疾病，而且有助于对疾病的治疗与康复，提高人口质量，享受美好生活。

　　本书分为：儿童健康有标准、生活常识应普及、良好习惯要养成、注意睡眠保健康、运动健身有益处、合理饮食促健康、心理健康不忽视、注意青春期性教育、疾病预防应警惕、注意防治传染病、急救技能应牢记共11个部分，对不同方面的健康问题进行诠释，希望对提高农村儿童健康素养有所帮助。

目 录
CONTENTS

儿童健康有标准

生活常识应普及

良好习惯要养成

注意睡眠保健康

目录

运动健身有益处

合理饮食促健康

心理健康不忽视

注意青春期性教育

目 录

疾病预防应警惕

注意防治传染病

急救技能应牢记

儿童健康有标准

❖ 优秀儿童的标准

生活中如何辨别优秀儿童:

第一,知识和技能。具有基本技巧和知识,能够适当应用这些技巧解决具体问题。

第二,注意力集中。不容易分心,能在充分的时间里对一个问题集中注意力,求得解决的办法。

第三,热爱学习。喜欢探讨和询问问题及作业。

第四,坚持性强。能把指定的任务作为重要目标完成它。

第五,反应性好。容易受到启发,对成人的建议和提问能做出积极反应。

第六,理智的好奇心。从自己解答问题中得到满足,并且能够自己提出新问题。

第七,对挑战的反应。乐意处理比较困难的问题、作业和进行争论。

第八,敏感性。具有超过年龄的机灵性和敏锐的观察力。

第九,口头表达地熟练程度;善于正确地运用众多的词汇。

第十,思维灵活。能够形成许多概念,善于理解新的比较深刻的概念。

第十一,思想灵活。能够及时摆脱自己的偏见,用他人的正确观点看问题。

第十二,独创性。能够用新颖的方法来解决问题。

第十三,能够独力思考,富于想象力。

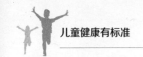

第十四，推动能力。能够把既定的概念推广到比较广泛的关系中去。

第十五，兴趣广泛。对各种学问和活动都比较感兴趣，如艺术、戏剧、书法、阅读、数学、科学、音乐、体育活动和社会常识等。

第十六，关心集体。乐于参加各种集体活动，助人为乐，和他人融洽相处，对别人不吹毛求疵。

第十七，情绪稳定。经常保持自信、愉快和安详，有幽默感，能够适应日常变化，不暴怒。

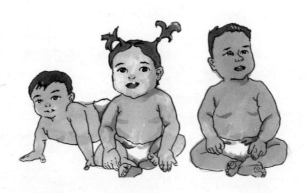

❖ 儿童健康的五种标志

在日常生活中，如何判断儿童的成长发育是否健康？

第一，发育符合规律。一般来说，语言智能的发育顺序是，"一哭二静三会笑，四仰五啊六喊妈，七模八仿九会意"。动作智能的发育顺序是，"一看二听三抬头，四仰五抓六坐身，七滚八爬九扶站"。同时，幼儿3～4个月时，头能转向一侧，手能握物；4～5个月时，能够主动取物；6个月时，能两手交换食物，这时已长出牙齿，可咀嚼饼干；9～10个月时，能做再见的摇手动作；13个月时，会说两三个简单的字；15个月时，自己进食会用杯子喝水，并能把杯子放下，1岁半有尿会告诉妈妈；2岁白天不再尿裤子；3岁夜不尿床，会自己穿衣，并可独脚站立片刻。

第二，体重增长适度。一般说来，半岁内的孩子，平均每月增长0.75千克；6～12个月，平均每月增长0.5千克。孩子1岁时体重15千克左右。2岁以后，平均每3个月增长0.5千克。3岁以后，因身高增长快，显得瘦一些，属正常现象。

第三，孩子的食欲好，营养状况正常。食欲缺乏往往是某些疾病的反映。

第四，孩子白天活泼愉快，夜间睡眠安稳踏实。

第五，孩子的体格结实，不易生病。

❖ 小学生心理健康的标准

健康，指的是身体和精神（心理）都没毛病，而且身体的生理活动和心理活动都能适应外界环境的变化。心理健康，指的是人的心理，对内保持和谐统一，对外又保持协调一致，从而能对各种有害的因素进行自我调控与主动抵抗。关于小学生心理健康的标准有以下几条：

第一，智力因素健全并有中等以上水平。观察力、记忆力、想象力与注意力结构健全。在学习及日常生活中，他们表现得聪颖，敏捷，有想象力等。

第二，非智力因素稳固平衡。他们有理想，做事有意志力，对学习及生活中的各项问题，能用切实有效的方法谋求解决，而不企图逃避。

第三，善于自我控制，有较好的耐挫力。他们对工作、学习、生活中碰到的这样或那样的问题，善于自我控制心理与行为，当行则行，当止则止。

第四，能与他人建立和谐的人际关系，乐于与人交往。

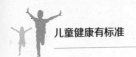

他们对人的态度是正面（如喜说、信赖、尊敬等）多于反面（如敌视、怀疑、畏惧、憎恶等）。尊重、关心、理解与相信和自己交往的每一个人。

第五，与现实环境保持一致。与社会环境保持良好的接触，了解社会，适应社会。有充分的适应力。

第六，能正确地认识自己，有切合实际的奋斗目标，充满自信和乐观向上的精神。在实现自己目标的过程中，对出现的困难或挫折，不悲观不气馁，始终充满必胜的信念。

❖ 孩子胖瘦有标准

孩子的胖瘦，可以按下面公式计算：

足月的新生婴儿体重为3000～3300克；

1～6个月婴儿，体重＝出生时体重＋月龄×600（克）；

7～12个月婴儿，体重＝出生时体重＋月龄×500（克）；

1岁以上幼儿，体重＝年龄×2＋8（千克）。

实际测量的体重超过计算出的标准体重的10％为超重，超过20％为轻度肥胖，超过30％为中度肥胖，超过50％为重度肥胖。

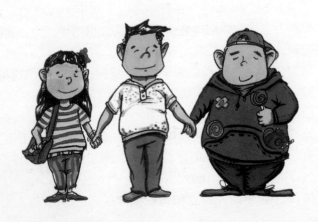

❖ 儿童体格发育的指标

第一，身长。身长是衡量儿童发育的主要指标。足月新生儿应为50厘米（男孩略大）；1周岁末，应为75厘米；2周岁末，应为85厘米；3周岁末，应为92厘米；以后每年递增4～6厘米。

1～12岁平均身长可按下列公式计算：

身长（厘米）=年龄×5+80

在一定程度上，体重反映了儿童的营养和骨骼与肌肉的发育情况。新生儿体重约为3200克，前3个月每月约增加1000克，第4～6个月增加600～700克，后半年增加300克。

体重可按下列公式计算：

1～6个月体重（克）=初生体重（克）+月龄×700

2～12岁体重（千克）=年龄×2+8

研究表明，影响儿童身长、体重的因素很多，如遗传、种族、生活环境、喂养方法和疾病等方面。值得指出的是，千万不能因个子小就视为异常，应做全面检查后再做结论。

第二，头围。3岁以前儿童的头围能反映大脑和颅骨的发育状况。新生儿平均头围约为34厘米；2岁为48厘米；8岁时为51厘米。出生后一年，头围增长最快。

第三，胸围。胸围能反映胸肌、胸廓、肋骨、背肌、肺和皮下脂肪的发育情况。新生儿的胸围平均为32厘米，比头围小2厘米。11岁时为46厘米；2岁为49厘米；从2岁到7岁每年递增1厘米左右。

生活常识应普及

❖ 滥用抗生素有哪些危害

不合理的滥用抗生素的现象极为普遍，从而为治疗疾病带来不少困难，也给病人带来了不应有的危害。

滥用抗生素危害很多，主要有以下几条。

（1）增加不必要的副作用，甚至造成严重危害。有一位医生的家属，患一般气管炎，病情并不需要打针。因为事先未做皮肤过敏试验，注射一针青霉素发生过敏性休克而当即死亡。

（2）造成抗药细菌的严重继发感染。滥用抗生素后使敏感细菌被抑制，而少数细菌产生抗药性后不断繁殖，最后造成抗药细菌性肺炎、肠炎、骨髓炎、脑膜炎、肝脓肿和败血症等严重继发感染，而难于治疗。

（3）导致以后治疗困难。同样病情，平时很少用药的病人容易治疗，而经常用药的人就不如前者好治。在轻症感染或根本没有细菌感染时滥用抗生素。使体内存在的细菌增加抗药性，一旦患重症感染，真正需要抗生素发挥作用时，效果反不满意，影响疾病治疗。

（4）长期应用广谱抗生素影响肠道维生素合成，发生某些维生素缺乏。平时肠道正常情况下存在的细菌通过发酵可以产生维生素K和部分维生素B，长期应用广谱抗生素后使肠道细菌受到抑制，维生素K和部分维生素B合成减少，抗生素本来是治疗细菌感染的有效武器，滥用相反会影响人体健康，劝君万勿滥用抗生素。

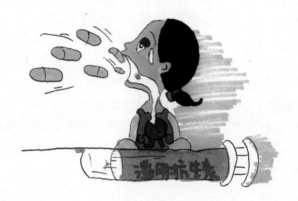

❖ 服退烧药为什么要多喝开水

人的体温调节一是靠传导散热，皮肤内血液温度在37℃左右，当外界温度比之要低十多摄氏度甚至更多时，体温便可以通过传导的方式，通过皮肤散失到周围空气当中去。另一个主要途径是靠汗腺分泌汗液，汗液从皮肤蒸发到空气中时，由于蒸发需要大量热能，而将身体热量带到空气中去。后一种散热在发烧、空气湿热、高温作业或剧烈体力活动时是一种主要途径。当然通过呼吸排出水蒸气、肾脏排泄尿液等都可以带出一部分热量，但所占比例很小，不起重要作用。

退烧药主要作用原理就是作用于体温调节中枢，使皮肤、汗腺大量分泌汗液，通过汗液蒸发而达到降低体温的作用。产生汗液是需要水分的，腹泻病人如果发生了脱水，服退烧药就会由于缺乏水分不能产生汗液而无效。因此服退烧药的同时必须饮用足够水分。热可以增进皮肤血液循环，汗液分泌加多，因此饮用热白开水比凉白开水效果要好。一般退烧药服后30分钟左右，就可以由于出汗而使体温开始降低，出现退烧效果。

发烧病人，尤其已服过退烧药的病人，体温需要散失，汗液需要蒸发，因此不能用盖几条棉被的办法去捂汗。捂汗妨碍

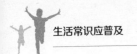
体温散失，体温会越来越高，有的还可能抽风，小婴儿尤其容易出现这种情况。

不发烧的人服用阿司匹林等退烧药不会发生降低体温的作用，而仅仅能起到止头疼、关节疼等镇痛作用。

3个月以下小婴儿由于体温中枢发育不完善，服用退烧药容易发生虚脱和体温不升，应避免使用。通常发烧时可以多喝水，打开包裹被子晾一晾，必要时用35%酒精（或二锅头酒掺一半水）擦前后心、手脚心。

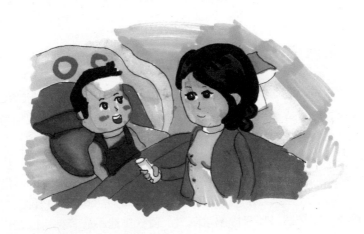

❖ 反复煮沸的水为什么不能喝

反复煮沸的水，不能饮用。这是因为，在煮沸过程中，水变成水蒸气而被蒸发，水内含有的矿物质及有毒金属的浓度就会相对增高。所以，开水不能久煮，反复煮更有害。有的水内含有较多硝酸根离子，长时间煮沸，就会还原为有毒的亚硝酸根。假若是蒸过馒头的烧锅水，再放入不太新鲜的大白菜熬汤喝，就可能引起中毒。吃了用烧锅水做的稀粥或菜汤，有时人会感到头晕、头痛，甚至恶心、呕吐。

有些地区的水内含矿物质较多，开水壶都积有一层白色的固体物质，像是一个钙盐制成的壶，如不及时清除，长期喝反复煮沸的开水，对人体有害。尤其在取暖炉上放一水壶或农村炕炉的开水壶，昼夜沸腾，长期饮用这些水，对人体的害处更大。

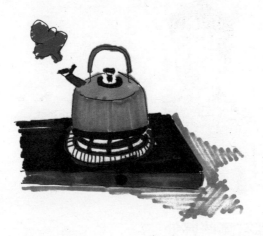

❖ 什么是被动吸烟

不吸烟的人，在吸烟污染的室内，同样会受到烟气的危害，这就是通常所说的被动吸烟。

通过对血液、尿液和唾液的化验，可以检查出吸烟者体液里含有一定量的尼古丁、碳氧血红蛋白及硫氰化合物等。不吸烟的人体各种液体里一般不含有尼古丁和硫氰化合物，碳氧血红蛋白含量比较低。但是，在烟雾环境中逗留后，也照样可以检查出尼古丁和硫氰化合物，而且逗留时间越长，含量就越大。不吸烟的人被动吸入烟雾后，其结果和吸烟差不多，体液中的某些有害物质浓度普遍增高。

事实上，凡吸烟可能引起的种种疾病，在被动吸烟者身上

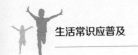

都有可能发生。吸烟不仅损害自己的健康，还造成居室污染，并使家庭中其他成员被动吸烟，同样遭受吸烟的种种危害。为了保证健康，奉劝吸烟者立即戒烟。

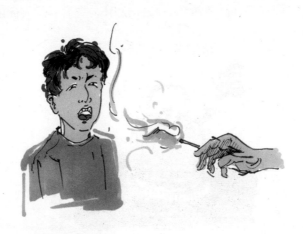

❖ 午睡有哪些好处

夏季正午时分，烈日当空，气温很高，人体皮肤的血管往往处于扩张状态，血液大量流入皮肤，大脑供血相对不足。特别是经过一上午紧张的学习，就会使人感到精神不振、昏昏欲睡，这是正常的生理现象。经过午睡，就能够起到消除疲劳、恢复精力的作用。中、小学生的大脑皮层功能尚未发育完善，特别容易产生疲劳，因此，每天午睡很重要。

午睡有益于健康，但也要注意方法。有的同学习惯以坐着打盹代替午睡，这样做不仅不利于消除疲劳，而且会造成大脑供血不足，睡醒后易产生头昏、眼花、乏力等现象。有的同学习惯于用手当枕头，伏在课桌上午睡，这样做容易使眼球受压，眼压增加，时间长了容易诱发眼病。

此外，为了保证午睡质量，午饭后应适当活动10至15分钟，但应避免过度兴奋，以免难以入睡。午睡的时间不宜过长，以1个小时左右为宜。

❖ 少女不宜穿高跟鞋

当前，许多少女争着购买高跟鞋穿，认为时髦美观。其实，对于未成年的少女来说，她们的骨骼还很柔软有弹性，所以容易弯曲变形，穿上高跟鞋后有害无益，特别是骨盆和足部容易受损。

穿上高跟鞋后，为了保持身体重心平衡，身体就需要向前倾斜，背部稍弯曲，臀部也需相应凸出，膝关节被迫绷得僵直，全身重量压在脚掌上，足趾被挤到鞋子前部的尖端。

人体的骨盆由骶骨、尾骨、髋骨接合起来，由韧带和关节形成一个骨环。这些骨骼大约从7岁开始接合，到25岁左右最终完成。

骨盆是身体传递重力的一个重要部位。穿上高跟鞋后，由于身体形态被动改变，压到骨盆上的重力负荷明显加重，骨盆两侧被迫内缩。对于未成年的少女来说，长期如此可能会使骨盆入口发育狭窄，将来成年婚后分娩时，就容易发生难产；同时，由于重力压迫和牵拉了神经和肌肉，还会发生腰腿痛的毛病；由于少女生性活泼爱动，穿上高跟鞋后做跳跃等大动作，可能使尚未接合的骨盆发生转位，造成不正常的接合，出现偏斜的畸形骨盆。

人体的足骨到15～16岁时才完全发育成熟。在这之前，穿鞋的大小松紧都会影响足骨的生长。如果少女过早穿上高跟鞋，会使趾骨和跖骨由于受重力过大而变粗，从而妨碍趾跖骨关节的灵活，一旦有疏忽就容易发生足痛，扭伤脚脖子或趾骨骨折，长时期穿高跟鞋还可能出现扁平足。

记住，少女时期不宜穿高跟鞋。

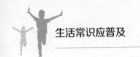

❖ 感冒时耳朵常会嗡嗡响

我们知道：外耳道是耳朵的前门，咽鼓管是耳朵的后门，平常前后门都开着通气，鼓膜两面受到的空气压力差不多，正好互相抵消，所以不会出什么问题。

如果有的少年儿童怀疑后门即咽喉管的作用，可以做一个试验：大口地向肚子里吞几口水，立刻会感到自己的耳朵有响声，这是吞口水的震动声从咽鼓管传进去的缘故。

当少年儿童伤风感冒后，鼻腔和咽喉常会发炎肿胀，以致将咽鼓管的内端堵塞不通，鼓室内壁的空气越来越少，从内向鼓膜施加的压力也就越来越小。可是外耳道仍然通气，从外向鼓膜施加的压力没有减小，这样鼓膜受到外面来的空气压力大于内面来的空气压力，鼓膜被迫向内挤胀。鼓膜一向内胀，压动了鼓室里的三块听小骨，听小骨震动起来，耳朵就会嗡嗡地鸣响不停。

我们患牙痛时，牙床红肿热痛，影响到咽喉，将咽鼓管的内端堵塞，也同样会感到耳朵嗡嗡作响。

当然，这些原因引起耳朵鸣响都是暂时的，随着疾病的痊愈就会自然消失。

❖ 使用人民币要讲究卫生

人人都要用人民币。接触人民币的人员，有的是健康者，有的是病人，所以通过人民币传染疾病的机会是很多的。

患了传染病的人拿人民币去商店买水果，营业员手接人民币后就容易被污染，后者再用手给另外的顾客发货，另外的顾客也就有可能沾污上病菌。弄脏了的人民币被收进来，找出去，病菌就会随着扩散开来。又如菜场的营业员，手接触过生鱼、生肉或带有脏土的蔬菜后，再去拿人民币，就会把一些脏物带到人民币上，然后由顾客带到四处从而传播许多传染病和寄生虫病，如痢疾、肝炎、肺结核、蛔虫病等。

有的人做过调查：票面越小的人民币转手传递的机会越多，上面沾染病菌、病毒和寄生虫卵的可能性就越多。一张1元的人民币可沾有170万个病菌，一张1角或2角的人民币可沾有240万个病菌。少年儿童常用的人民币多半是些票面小的人民币，因而双手被污染的机会就更多了，所以一定要讲究卫生。

第一，不应将人民币与手绢或口罩放在一起，更不要用手绢包人民币。

第二，人民币宜放在钱包里，如果没有钱包，可用信封来装人民币。

第三，点数人民币时，千万不能向嘴里沾唾液。数完后及时洗手，特别是吃东西前一定要把手洗干净。

第四，如果在外面买早点（如馒头）吃，应一只手交人民币，另一只手接馒头吃。切勿交替，以免将病菌吃进肚里。

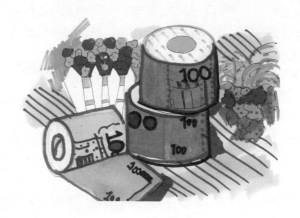

❖ 培养生活自理能力

培养独立的生活自理能力应当从小就开始训练。对本应

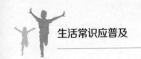
是儿童自己能做的事，大部分甚至全部都由父母"包办代替"了。这些大大地阻碍了儿童的正常发展。

生活自理能力所含的内容较广，主要应包括以下八个方面：

（1）进食。从自扶奶瓶起，经过手拿饼干、手拿奶瓶、小勺喂食、小勺吃饭、喝汤、学用筷子、夹菜、用碗吃饭、不洒饭粒，直至吃完饭能摆好碗筷等。

（2）睡眠。从大人抱着睡，经过拍着睡、自己睡觉，到建立按时睡、按时起、不要拍、不要摇、不讲故事、不唱催眠曲、自然入睡、睡时安静等好习惯。

（3）大小便。从无法控制的大小便，到开始把小便、把大便、白天能控制小便、能完全控制大小便，直到夜间不尿床等。

（4）穿脱衣、裤、鞋、袜、帽。从1岁以内开始能配合穿衣、穿裤起，到自己能脱帽、戴帽、脱鞋、脱袜、穿鞋、穿袜，再到穿衣、穿裤、脱衣、脱裤，直至睡觉前能将脱下的鞋整齐地放在床下，并将脱去的衣、裤、袜折好并整齐地放在固定的地方。

（5）洗脸、刷牙、洗脚。从能配合大人进行洗手、洗脸、洗脚、洗澡到自己能用肥皂洗手、用牙刷刷牙、自己洗脸、洗脚，以及在大人的帮助下能自己洗澡等。

（6）收拾和存放玩具。每次玩好玩具后，养成能把玩具收拾起来，并分类且整齐地放在玩具柜内的好习惯，看完图书也会及时整理放进书柜。

（7）清理和摆放衣物。自己的衣物、茶杯、用具等都能清理后整齐地放在固定地方。

（8）配合大人做简单家务。4~6岁儿童在大人的指导下，能够学会拿筷子、擦桌子、摆碗等，也能听从大人的要求，帮助拿些物品。

❖ 饮食习惯对儿童性情的影响

据医学专家研究，人的性情在一定的程度上会受到日常饮食因素的影响。认为食品中肉类、鱼类、禽类荤菜属酸性食物。如果长期多食，会导致血液中的儿茶酚胺含量增高。使下丘脑交感神经兴奋性增高，儿童的性情会变得过于敏感、易暴躁，性格比一般儿童倔强。相反，多吃蔬菜、水果、豆制品等碱性食品，使血液中的5–羟色胺含量增高。这种物质对人有类似催眠的作用，使人的神经松弛，兴奋性下降，性情过于平和，缺乏必要的激情。因此，日常饮食中应注意荤素搭配、粗细粮搭配，有利于调节体内酸碱平衡，有益于儿童性情的正常发展。

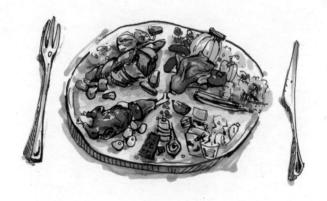

❖ 孩子卧室随意摆放花草易诱发疾病

在日常生活中，许多花草，特别是名花异草，往往会散发出一种独特的浓郁奇香。尤其是婴幼儿，如果长时间待在浓香的环境中，有可能减低嗅觉敏感度，降低食欲。同时，花草在夜间吸入氧气，释放出二氧化碳，使室内氧气可能不

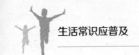

足。因此，国内外有关专家指出，良好生活环境有利于婴儿和少年儿童的成长。但是值得注意的是，孩子卧室不宜随意摆放花草。据国内外医学界临床的研究资料表明，在婴幼儿中，对花草（特别是某些花粉）过敏的比例大大高过成年人。比如：玉兰、绣球、万年青、迎春花等花草的茎、叶、花，可能会诱发婴幼儿的皮肤过敏。其次，某些花草的茎、叶、花部含有毒素。例如：万年青的枝叶含有某种毒素，被幼儿误食后，直接刺激口腔黏膜，情况严重的，还会使喉部黏膜充血、水肿，导致吞咽，甚至呼吸困难。若要误食了夹竹桃，婴幼儿即会出现呕吐、腹痛、昏迷等种种急性中毒症状。又如水仙花的球茎很像水果，儿童误食后即可发生呕吐、腹痛。

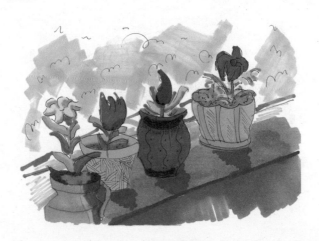

❖ 儿童去浴池洗澡会感染疾病

在我国，天气转凉以后，居家洗澡已不方便。有不少家长为图方便，让孩子去浴池洗澡。其实，这样做是错误的。

这是因为：一方面浴池是公共场所，所有的设施未必能处处顾及孩子。如室温高、水温高、湿度高、通风差等，在这种环境下，对体温调节中枢不够完善的孩子来说，极为不利。孩子会因产热、散热平衡难以维持，往往会引起"中暑"事件的发生。另一方面，公共浴池又是一个开放体，公物互用，孩子容易受细菌感染，特别是女婴，在浴池中易受细菌感染而发生阴道炎。在浴池内，人群拥挤，空气污浊，浴池的内外温差又大，易使孩子发生感冒、感染皮肤疾病或呼吸道疾病，危害身体健康。

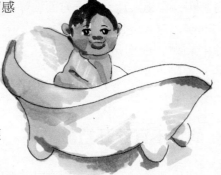

❖ 儿童看书后应洗手

在日常生活中，小人书深受儿童们的欢迎。但是，儿童看书后，要讲卫生，常洗手。否则，会影响儿童的身体健康。

这是因为：小人书读者非常多，有大人，有小孩，特别是供大家看的小人书，因看的人多，往往有大量细菌。儿童看了这些小人书，不免把细菌粘在手上，如果不讲卫生，看完书后不洗手，就有可能染上疾病，使健康受到损害。所以，儿童看完书后应洗手。

❖ 孩子常洗脚可防病

在日常生活中，很多人认为用不着每天洗脚，特别是冬天穿长裤和袜子，脚不脏，似乎没必要天天洗。其实，这是

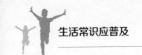

一种不讲卫生的习惯。

　　这是因为：洗脚对身体健康大有好处。一方面孩子皮肤表层很薄，其中血液丰富，脚底还有很多穴位，用热水洗脚后，双脚血流增多，大脑血流量相对减少，全身暖和，容易入睡；另一方面洗脚的动作，对穴位也是一种良性的刺激，能促进血液循环，预防冻疮和关节炎等疾病。

❖ 幼女不宜穿开裆裤

　　现代医学研究表明，1周岁以上的小女孩穿开裆裤，很不利。

　　这是因为：一方面幼女体内雌激素水平低，外阴皮肤抵抗力弱，阴道上皮薄，酸度低，容易引起细菌感染；另一方面小女孩在穿开裆裤时，外阴部不能保持清洁，容易导致外阴炎、阴道炎的发生，出现局部红、肿胀，阴道分泌物增多，有时呈脓性，可致外阴、阴道疼痒，小阴唇可因分泌物浸渍而溃烂，发生粘连使幼女排尿困难。特别是小女孩年幼无知，穿开裆裤，容易误将异物进入阴道内，引起细菌感染，严重时还会发生败血症。由此可见，小女孩穿开裆裤危害很大。

❖ 小男孩不宜穿拉链裤

　　在泌尿科急诊室，时常碰到小男孩的阴茎包皮被拉链夹住的情况。拉链裤时尚好看、穿着方便，很受人们的青睐。

但对于男孩，特别是5岁以下的男孩而言，不宜穿着。加上孩子贪玩，小便时急急忙忙，就容易发生上述现象。一旦发生上述情况，切莫惊慌失措，可在拉链夹着部位上点油（如石蜡油、烧菜用的油类等），然后轻轻往后退。如整只拉链头都夹住包皮时，可用尖头钳轻拉链头，然后退出，若退不出时，可请医生在局部麻醉下退出拉链，切忌硬拉或硬退，以免损伤包皮。

❖ 儿童勿过分打扮

在现实生活中，一些小学生被父母打扮得花枝招展，鲜艳夺目。更有甚者，还描眉涂唇，戴金挂银。这些学生老师见了不但忧心忡忡，有时甚至就连在社会上工作了几年的小姐先生们见了也自惭形秽，免不了有望尘莫及之感。

随着人们生活水平的提高，家庭收入增多，生活宽裕了，家长把自己的独生子女打扮得漂亮一点，本是无可厚非的。但是，值得指出的是，孩子正处在生长发育阶段，免疫能力比较低，如果过分地打扮，很容易产生虚荣心，形成一种对美的错误理解和畸形追求，易从小就养成一种奢华享乐的生活习惯，不利于今后心理和生理的健康成长。

❖ 小儿不宜涂脂抹粉

在现实生活中，每一位当妈妈的有谁不希望把自己的女

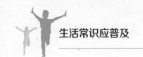

儿打扮得漂亮一些呢？特别是在寒冷的季节，生怕孩子的皮肤冻裂，总是喜欢给女儿涂脂抹粉，以为这样才有利于保护皮肤。其实，这种做法对孩子的皮肤保护更加不利。

这是因为：身体健康的人皮肤比较光润而有弹性，对外部环境有很强的适应能力。因此，不需要经常涂脂抹粉，尤其是儿童，皮肤比较娇嫩，如果经常使用化妆品，反而更加容易引起阻塞毛孔汗道，会影响皮肤正常的代谢和呼吸，还容易引起过敏性皮炎、感染、化脓等不良后果。所以，儿童不宜涂脂抹粉。

在现实生活中，孩子擦点护肤霜是非常必要的。但是，有些年轻的妈妈为图省事，总是喜欢把成人化妆品随便给孩子擦用。其实，这样不仅无益，反而有害。

这是因为：儿童处于生长发育时期，皮肤真皮中的皮脂腺尚未发育成熟，表面娇嫩纤细，毛孔非常细致，抗荷力和免疫力比较弱，遇到外来刺激反应敏感。如果皮肤保护不好，不仅使皮肤表面变得粗糙，且容易染上疾患。一方面成人化妆品制剂粒子较粗，容易阻塞毛孔影响汗液排泄；另一方面成人化妆品是根据成人皮肤特点制作的，成人皮肤表层较厚，有较强的抗菌、抗毒和承受刺激的能力，不易产生皮肤变态反应。即使一些含有有害成分的化妆品，也不会给成人带来危害。但是，对儿童来说，情况就不一样了。例如：有些成人使用的香粉的含铅量，祛斑霜的含汞量，染发剂的含苯二胺等量比较高。有些厂家限于技术设备条件和检测手段，难免生产出不合卫生标准的产品；至于粗制滥造的就更不用说了。这些产品，一旦给儿童擦用，轻者可产生皮肤过敏，重者则会引起皮肤瘙痒溃烂。

有一些年轻父母自己爱擦香水，也爱给孩子脸上擦一点，认为既香喷喷又能保护皮肤，一举两得。其实，香水擦在孩子脸上，香是香了，但对皮肤却是起不到保护作用，反而有害。一方面香水擦在儿童的脸上，会加速脸部皮肤的老化，失去应有的光泽与减弱皮肤的弹性。另一方面擦了香水以后，若晒太阳，阳光中的紫外线，会使香水的某些物质起化学变化，使擦过香水的部位产生红肿刺痛，还会发展成为皮肤炎。

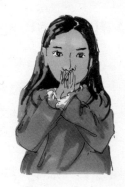

❖ 儿童不宜烫发

有些年轻父母为了把自己的孩子打扮得漂亮一点，经常喜欢给小女孩烫头发。其实，给孩子烫头发是有害无益的。

这是因为：烫发有电烫和冷烫之分。电烫时先用碱性很强的氨水涂在头发上，通电加热，使头发的角质蛋白改变结构而固定发型。儿童正处在发育时期，头发中的角质蛋白尚不稳定，一旦受到破坏，便很难复原。使用电烫，还会使油脂分泌减少，易导致头发的枯黄，进而发脆，失去光泽甚至脱发；而冷烫主要通过化学物质来处理头发。使卷发固定，有引起脱发的弊病。儿童烫发之后，头发容易

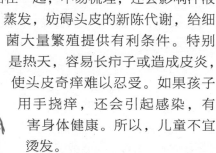

粘在一起，不易梳理，还会影响汗液蒸发，妨碍头皮的新陈代谢，给细菌大量繁殖提供有利条件。特别是热天，容易长疖子或造成皮炎，使头皮奇痒难以忍受。如果孩子用手挠痒，还会引起感染，有害身体健康。所以，儿童不宜烫发。

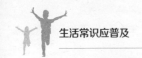

❖ 儿童涂指甲油妨碍生长发育

在现实生活中，有些年轻父母竭力打扮孩子，把幼儿的手指用指甲油染得鲜红发亮，有的婴儿手指甲也涂有指甲油。其实，这种做法，对孩子的身体健康是不利的。

这是因为：在我国大小城市的市场上，所销售的指甲油是由化学溶剂和增塑剂及各色染料制成的。这些化学物质是脂溶性的，对人体有一定的毒性。儿童有吃零食、吮指头和手拿食物的习惯，经常食用的油炸食品、奶油糕点等含脂肪较多，指甲油中有毒的化学物质经脂肪溶解后，很容易随食物进入儿童体内，对孩子的健康产生不良影响。长此下去，某些化学物质还可造成蓄积中毒，妨碍儿童的生长发育。

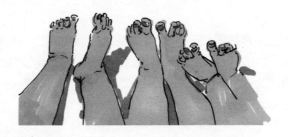

❖ 儿童不宜戴戒指扎耳环洞

儿童的身体正处在生长发育阶段，如果在手指根部套上一个金属戒指，不仅严重影响手指的生长发育，更严重的是随着小儿身体的成长，有脱不掉而发生"嵌顿"或"绞窄"的危险。有的戒指表面还镶嵌有宝石花等，只要稍不小心，就会划破皮肤或伤及其他小朋友。

儿童正处于生长发育阶段，一方面组织娇嫩，抵抗力弱，扎耳环洞，非常容易造成感染，因此而患病；另一方面扎耳环洞，会促使孩子对梳妆打扮的好奇和追求，如果孩子过分打扮，还会影响孩子学习的上进心。所以，儿童不宜扎耳环洞。

❖ 谨防"儿童活动不足综合征"

在现实生活中，有不少儿童存在经常感冒、体质偏胖、挑食偏食、意志薄弱等现象。造成这种状况的主要原因，是"活动量不足"。国内外专家将此称为"儿童活动不足综合征"。

感冒。这是因为；在日常生活中，许多家庭对孩子娇生惯养，孩子平时上学或上幼儿园，来去都是用车接送，回家什么事也不干，活动量显著不足，从而引起体质下降，稍不注意很容易患上感冒，影响生长发育。

虚胖。这是因为：在日常生活中，儿童的活动量不足，摄入的营养难以消耗，进而导致体内脂肪大量蓄积，时间长了，成为"小胖子"。其实，孩子并不健壮，发胖以后，更加懒得活动，不利于身体健康。挑食偏食。这是因为：在日常生活中，活动量不足，热量消耗少，食欲就差，容易形成挑食、偏食等不良饮食习惯，情况严重者，还会导致营养摄入不平衡，影响生长发育。

意志薄弱。这是因为：儿童的意志是生活中逐渐锻炼培养而成的。在日常生活中，经常参加体育活动，独自去做一些力所能及的事，则是培养孩子的意志和能力的有效方法。相反，父母总是担心孩子出事，不让孩子干这干那，不让孩子外出参加各种活动，只能使孩子胆小怕事，意志脆弱，影响身心健康。

❖ 欢笑能增强孩子免疫力

欢笑，不仅让宝宝感到快乐，而且对他的免疫系统具有积极的作用。

德国科学家通过研究发现，注射疫苗以后，如果宝宝心情愉快，他对疫苗的接受能力就会更强，就能产生更多抗体。另外，宝宝大笑后，唾液和血液中的免疫细胞大大增多。最显著的情况是，喜欢笑的宝宝哪怕被雨淋着了，也较少生病。而生了病的宝宝如果多笑笑，也会康复得更快些。

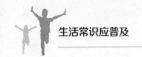

❖ 多交往有益于宝宝健康

国外医学界一项新的研究发现，孩子多交往，对宝宝的健康生活很有好处。特别指出的是，婴儿可以和那些正在学爬的孩子在一起，这对他们免疫能力的锻炼是非常有益的。

英国的一项癌症研究表明，婴儿早期与其他人接触，会大大降低日后得白血病的概率。其中，一部分原因可能是：在与其他孩子的交往中，会接触到一般细菌的传染源，而这会激发孩子免疫系统的发育和增强抗病能力。

❖ 肥胖的儿童易发生骨折

国外一项调查研究发现，肥胖的儿童易发生骨折。

美国国家糖尿病、消化及泌尿系统疾病研究院的研究人员指出，许多人都认为，超重的儿童成年后易患心脏病或2型糖尿病。其实，无论是成人还是儿童，超重者都会存在运动方面的问题。因此，他们更易出现骨折和关节痛。研究发现，与体重正常的同龄人相比，超重的儿童和青少年更有可能出现骨痛和关节疼痛，严重者甚至会导致终身性畸形。研究人员对227名体重超重青少年的医疗记录进行了分析，并与128名体重正常的同龄人进行了对比，研究对象平均年龄为12岁。调查结果显示，体重超重者中有13%的人至少发生过一次骨折，而体重正常者的这一比例还不到4%。在调查肌肉、关节痛，特别是膝关节痛，以及行动不便等情况时，也得到了类似的结果。美国儿童健康与人类发展协会的研究人员指出，肌肉与骨骼疼痛和行动不便，可能会导致体重超重的儿童很少去进行身体活动，从而使这一恶性循环持续下去。

研究人员认为，经常听到孩子们说，他们的膝关节疼痛，但真正的病因却是他们的关节开始畸变，由于行动不便而不能活动，从而使膝关节疼痛加剧。而经常活动的孩子，他们的骨头非常强壮，因为耐力锻炼可以增加骨密度，骨密度的增加使儿童不易发生骨折。

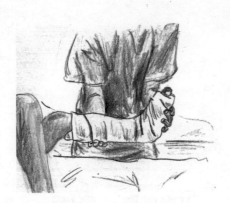

❖ 幼儿肥胖也会引起动脉硬化

意大利和美国研究人员报告说，小至7岁的肥胖孩子，就已经有动脉疾病的初期症状了。

研究人员在研究中发现，有迹象表明，100名肥胖孩子的颈动脉血管已经变细变硬。他们同时还发现，有迹象表明，这些孩子得糖尿病的风险比较高。

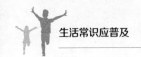

领导这项研究的毛里西奥·特雷维桑博士（来自纽约州布法罗大学）指出："在真正肥胖的孩子中，你可以看到那么小的孩子就已经有血管变化了。"他还认为："我们知道，幼儿肥胖会增加成年时动脉粥样硬化和死亡的风险。对肥胖孩子的父母来说，帮助他们的孩子控制体重并对肥胖带来的危险因素进行早期治疗是非常重要的。"特雷维桑和同事们在《糖尿病》杂志上报道了他们的发现。他们在研究过程中对因为超重而到那不勒斯一家诊所就诊的100名6~14岁儿童进行了检查，并把他们同47名体重正常的儿童进行比较。肥胖儿童的血压和胆固醇都比较高。例如，肥胖儿童平均血压是120/76毫米汞柱，而体重正常的儿童平均血压是98/65毫米汞柱。研究人员指出，重要的是，超声波检查显示，肥胖儿童的颈动脉血管比较细和比较硬。颈动脉血管负责向头部供血。

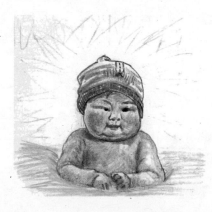

这项研究表明，肥胖会很快地损坏儿童的血管，必须迅速采取行动保护肥胖儿童的血管。

❖ 儿童肥胖源于父母

妊娠最后3个月至孩子出生后2周，是孩子脂肪细胞组织增生最活跃的阶段。在这个时期，如母亲营养过度，孩子就终生肥胖。这种单纯性幼儿肥胖症，在治疗上比成人肥胖要难得多。合理饮食是指孕妇在妊娠期间，尤其是最后3个月，适当加强营养是必要的，但不要吃得过多。胎儿需要的营养主要是蛋白质、矿物质和维生素类，只能适当增加这些含营养物的食品（蛋奶、牛奶、瘦肉、豆类及其制品、动物肝脏、鲜鱼、蔬菜、水果等），应限制高糖、高脂肪食品的摄入。

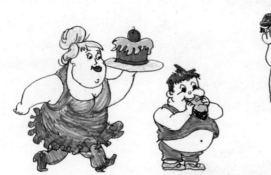
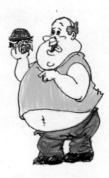

❖ 婴儿过早吃固体食物易胖

英国杂志指出，婴儿提早食用固体食物，易变肥胖儿。

研究指出，母乳喂养有利于婴儿根据自身需要，摄入适量。而用奶瓶喂食的母亲因担心孩子吃不饱，常常在孩子满6个月前就喂固体食物，同时保持先前的流质食物喂养量。研究发现，这样的儿童热量摄入增多，3岁左右变胖的风险比一般儿童高50%，5岁左右变胖的风险比一般儿童高25%。

❖ 预防儿童肥胖症的十条措施

美国威斯康星大学儿童营养专家早在1990年召开的世界"儿童营养与生长发育"研讨会上，提出了预防儿童肥胖症的十条措施。

第一，胖人个体禁止互相婚配，因为儿童肥胖呈明显遗传倾向。

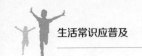

第二，在怀孕期，母亲不要过分增加营养，以适可而止为宜。

第三，尽量给婴儿喂食母乳。

第四，儿童食物多样化，争取多吃低脂肪、低糖的米面食物。

第五，对消化好、食欲强的儿童，要适当控制食量。

第六，讲究饮食卫生，做到定时定量。早餐尽量丰盛一些，午餐次之，晚餐简单一些。

第七，不宜吃过多的巧克力糖之类零食。

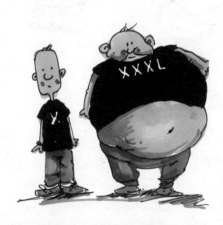

第八，肥胖父母要"以身作则"，不"大吃大喝"。

第九，积极参加体育活动，主动控制体重。

第十，不要歧视肥胖儿，否则他们会自认为太胖而不愿见人，活动越少，身体会更胖。

❖ 儿童减肥11岁是关键

英国的研究人员指出，如果一个人到了11岁，体重还是超重或者仍是肥胖儿童，就有可能将超出正常的体重带到成年期，他一生将会饱受健康方面的折磨。

这些儿童进入中学时，有1/4的人仍有体重超重问题，孩子在11岁左右时，体形就已基本固定下来了。专家告诫说，儿童减肥尤为重要，措施越早，效果越好。应设法将肥胖儿童在11岁前降到标准体重。

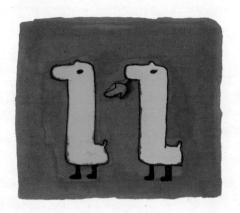

❖ 小儿预防肥胖宜在冬季

在日常生活中，儿童得了肥胖症，不仅会使机体早发成人病，而且还会影响智力。现代医学研究认为，冬季是预防儿童肥胖和肥胖儿童减肥的最好季节。做家长的，在寒冷冬季里，要正确引导孩子到户外锻炼，如进行跑步、打球、舞蹈、体操等动力型有氧运动，能够有效地减肥。

我国传统中医学认为，儿童脏腑娇嫩，脾胃消化功能尚不健全，饮食稍过量，便会食滞伤脾，引起消化功能紊乱，储在体内易成肥胖。因此，在满足小儿生长发育所必需的营养基础上，冬季孩子的饮食要做到"略带三分饥"。

❖ 儿童减肥宜慎重

肥胖在我国正在演变为一种突出的流行病，而且在青少年人群中尤为突出。

关于儿童的肥胖问题，十分令人担忧，已成为当今社会关注的焦点。据我国有关部门的统计显示，在1985～1995年的

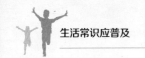

10年间，7～16岁的肥胖儿童和青少年总人数增长了3倍。其中，女生从3.38%上升至7.18%，而男生更为严重，从2.75%上升至8.65%。目前，仅上海市青少年的肥胖比例就已高达20%。肥胖将成为影响人类使康的主要危险因素之一。

据儿童病学专家们的研究认定，关于儿童肥胖问题，其原因比较复杂，除了遗传因素外，有环境因素作用，还与个人体质特点有关。在日常生活中，过度饮食和活动过少，也是不可忽视的两大因素。但是，在儿童减肥时，心理因素也应引起家长和医生们的高度重视。因此，根据儿童的心理特征，对于肥胖儿童的减肥问题，必须加以科学的引导，提供些便利的条件，给予支持和鼓励。而不应经常说"你太胖了"、"你应该少吃些"等。这主要是因为，这些语言带有一些刺激性、干涉性，往往会引起少儿厌食和自暴自弃的心理。从而，会影响减肥的效果。

具体地解读，一方面儿童正处于生长发育时期，如果为了减肥而盲目减食的话，不但会影响儿童的生长发育，还会引起贫血等疾病。据此，专家们对家长们提出了忠告，儿童减肥不能盲目减量，家长应教会孩子宜吃哪些食物，怎样吃，才是科学合理。对于那些油腻的高热量食物，如"洋快餐"、油炸食品、肥肉、奶油制品，在日常生活中，应少吃或不吃。同时，像坚果、点心、巧克力等食品，也应少吃些，而瘦肉、蛋、奶制品的摄入要适量，但粮食、蔬菜、水果等天然食物，是可不加限制的。另一方面，儿童正是长高的阶段，如果为了减肥而影响孩子的身高，则是得不偿失。因此，根据儿童体重的情况，来考虑是否减肥是片面的。减肥的目的是要减少多余的脂肪，而不损害结缔组织和肌肉组织。一般来说，少儿身高每增长1厘米体重会随之增加1千克。所以，儿童减肥应提倡在长身高的同时保持体重不变，或适当增加体重。至于药物减肥，主要是针对成年人的。所以，儿童不宜服用减肥药物。药物减肥，一方面是对大脑的饮食中枢造成一定抑制作用；另一方面主要是通过一些缓泻药使多余的水分和脂肪排出体外，从而达到减肥的效果。但由于饮食中枢的过于抑制，容易导致厌食症发生，这在儿童中是最容易出现的。成人的缓泻药，对于儿童来说，就成了"泻药"。如果服用太多，就会引起脱水和胃肠功能紊乱。从表面上看，体重减轻了不少，但实际上已对儿童健康造成了伤害。

对于肥胖的儿童来说，减肥关键是在两个方面：一是日常饮食要注意饮食调节；二是要适当加强体育锻炼。这样一来，身体肥胖问题是可以逐渐消除的。

❖ 儿童"伤食"影响身体健康

医学研究认为，儿童"伤食"则是指饮食无节制而伤胃，引起消化不良、食欲减退等胃肠道症状。儿童伤食并非小病，轻则日渐消瘦，影响身体正常发育；重则因严重缺乏营养而导致佝偻病、贫血、痴呆等病症。因此，专家提醒忌忽视儿童"伤食"。

这是因为：儿童的自我控制能力很差，主要表现在四个方面，一是只要是爱吃的食品如牛肉干、糕点、糖豆等，不停地吃，一会儿功夫肚子就吃得胀鼓鼓的；二是每逢年节、亲友聚会，免不了吃上一顿丰盛的菜肴，儿童也吃得小肚溜溜圆的。三是孩子经常吃零食，进食无规律，容易导致消化功能紊乱，积食郁滞，精神不振。四是暴饮，还容易引起消化不良等胃肠道疾病，如呕吐与腹泻是儿童暴食伤身中常见

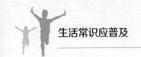

的症状。

专家们指出，儿童消化系统的发育还不成熟，胃酸和消化酶的分泌较少，消化酶的活动性较低，不易适应食物质和量的较大变化；而儿童生长发育迅速，需要的营养物质相对较多，胃肠道的负担较大，消化功能经常处于紧张状态。加之，神经系统对胃肠的调节功能较差，免疫功能欠佳。因此，儿童容易受外界因素影响而发生消化功能紊乱。

所以，一方面应在户外多活动，有助于消化吸收。另一方面是饮食要有节制，切忌暴饮暴食。

❖ 边吃饭边看书对健康不利

许多儿童得到一本有趣的书，爱不释手，常常一边吃饭一边看书。其实，这种做法很不好。

这是因为：在进食的时候，大脑参与唾液腺、胃腺及胰腺等分泌消化液的工作，食物的气味、颜色、形状及进食时的声音刺激人的嗅觉、视觉及听觉，反射性地促进胃液、胰液的分泌。如果一方面边吃饭边看书，注意力集中于书中的故事或图画，则食物对大脑的刺激就减少，胃液及胰液分泌减少，胃肠蠕动也相应减弱，影响了胃肠对食物的消化和营养物的吸收；另一方面在就餐的时候，胃肠蠕动使食物与消化液混合成食糜，再通过蠕动让食糜向下运行。肠的工作紧张而繁重，需要供应充足的血液。如果在吃饭时看书，大脑中主管学习记忆的部分就兴奋起来，也需要充足的氧气和营养。为了应付这一情况，流向消化道的血液就要分出一部分来供应大脑，结果使流向胃肠道的血液减少，影响胃肠道的运动和消化功能。一是妨碍了食物的消化吸收；二是大脑得到的血液也不足，满足不了需要，看的书也记不住，时间长了，记忆力就会减退。

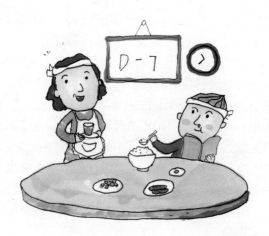

❖ 关注儿童就餐环境

第一，心理环境。人体消化液的分泌，是由于食物的色、香、味、形刺激的结果，同时也与人的精神作用有关，如果情绪紧张、苦闷、忧愁、疲劳，以及食物感官性状的影响，或既往经历（如曾吃某种食物有怪味，腐败不洁或烹调不当等）有不利的心理因素，都会对食欲产生一定影响，使胃肠蠕动下降，妨碍食物的顺利消化和吸收，反复下去，久而久之，将会引起消化系统各种疾病。

第二，外界环境。在就餐之前，周围环境要保持安静、舒适、清洁、优美，可以听点轻音乐。切忌边吃饭边看电视。有的家庭在厨房就餐，应打开门窗，因污浊的空气、不良的油腻异味，也会影响食欲。有的儿童受父母情绪影响，可以对就餐起到积极或消极作用。父母对孩子进餐时过分疼爱和迁就，将会加重孩子消极心理，对偏食、挑食起到了"随波逐流"的作用。所以说，外界环境是进餐前良好心理准备的必要条件。

第三，餐桌环境。每个家庭都应有固定吃饭的餐桌，每个

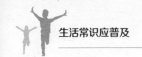

人有固定的座位，养成有规律的吃饭时间，全家坐在一起，习以为常，对促进食欲大有裨益。父母在餐桌上对饭菜的评价，会给极其敏感的孩子起到"向导"作用，特别是初次接触某种食物时，应注意正确评价的语言。

另外，家庭使用餐具的式样，应该常调换。有人做过试验，红色的餐具有利于引起儿童胃液分泌。当儿童不爱吃某种食物或不愿意进餐，不要强求，不必忧心忡忡，消极议论。不愿吃饭或不吃某种食品的儿童，可以让他暂时离开桌子，饭后再慢慢讲道理，或下一次有意识地将不愿吃的食品混合到喜欢吃的食品之中。这样一来，也会满足儿童希望成人尊重的心理，顺利地进餐。

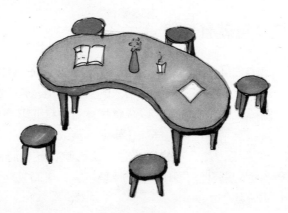

❖ 儿童进餐应注意姿势

在日常生活中，有的家长怕孩子在饭桌上乱抓，打翻汤、菜，让孩子用两个小凳，一个坐，一个当饭桌吃饭。殊不知，这种做法，对孩子的生长不利。

这是因为：在矮桌前或蹲着吃饭，一方面儿童身体必然会前倾，容易造成腹部受挤压，影响消化道的血液循环、消化液的分泌及胃肠的蠕动，时间久了，容易患胃病；另一方面儿童的腹部受压，腹腔内压力不断增高，往往会引起膈肌上抬，影响心肺的活动。

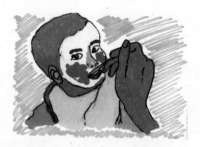

❖ 常用塑料食具对健康不利

在市场上，出售的五颜六色塑料食具，备受儿童的喜欢。这种塑料食具，具有不易损坏的特点。在日常生活中，许多家长购置了塑料杯、碗，作为餐具供儿童使用。其实，从科学的角度讲，儿童应忌用塑料食具。

这是因为：制作这些食具的主要原料是塑料。一方面在制造这种塑料时，如压制时间短，则有大量游离甲醛存在，这些甲醛可溶于酸性或高温的食品中，使人的肝脏受损害。另一方面在制造塑料制品时，常加入增塑剂、稳定剂、着色剂、抗静电剂等物质，有的含有铅等金属。当塑料制品老化时，易释放出这些添加剂，这些有毒物质对小儿健康不利。

❖ 开窗通风勤晒被

生活离不开阳光、空气和水。充分享受阳光，呼吸清新、不受污染的空气，是维护健康所不可缺少的。勤开窗通风，室外的新鲜空气可以进入室内，空气中的微生物得到稀释、清除，人们就不再呼吸污浊、有毒的空气。即使在寒冷的冬季也

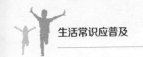

应做到每天开窗通风，最好早、中、晚各一次，每次15～20分钟。阳光中的紫外线可以消毒杀菌，勤晒被子有利健康。

❖ 孩子为什么不宜穿皮鞋？

儿童时期正处在骨骼发育阶段，各骨之间的关节和韧带紧紧相连，两脚的骨头发育呈弓形排列，在脚底中央自然形成足弓，它是身体稳定的支点，靠肌肉收缩和韧带牵拉来平衡支持体重。孩子骨中的胶质较多，富有弹性，容易弯曲变形，在骨的表面有一层骨膜，上面有丰富的血管，起着滋养骨头的作用。一般的皮鞋比较坚硬，缺少弹性，易压迫脚的神经、血管，影响脚掌和脚趾的生长；在活动时还容易造成脚扭伤或跌跤，因此不宜让孩子穿皮鞋。

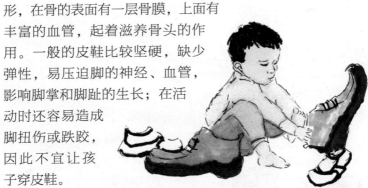

❖ 晚上学习多大照明度合适？

学龄儿童回家后一般要做作业，白天做不完时，晚上还要接着做。如果灯泡的瓦数过大，光线过强，超过了正常所需亮度，就可能对视网膜造成刺激，出现不良反应。如果瓦数太小，光线昏暗，阅读距离不自觉地减小，会增大眼调节的负荷，引起调节性近视，并同时引起明显的视疲劳症状。

一般家庭用的8瓦荧光台灯或25～40瓦的白炽台灯，完全可以满足学习需要。如果家里用的是吊灯具，将40瓦荧光灯用于距桌面1.5米上方即可。值得注意的是照明度要均匀而稳定，过多地调光，或灯管出现故障时，光线忽明忽暗，会破坏眼睛的明、暗适应功能，而引起视疲劳。有条件的，准备一个可调光台灯，根据需要灵活调节明度和照明距离，较为理想。

❖ 考前如何注意保健？

中学阶段学习紧张，难免在精神上和体质方面受到一些影响，特别是考试前更是这样，那么如何在考试过程中保持良好的精神状态呢？

（1）讲究用脑卫生。只顾学习，不让大脑充分休息是十分有害的，这样会使人感到昏昏沉沉，萎靡不振。学习时间长了，应该去散散步、听听音乐，让大脑有紧有松，得到休息。

（2）加强饮食保健。复习和考试期间应多吃一些蛋白质含量高的食品以及新鲜蔬菜、水果等，少吃油腻食物，切忌暴饮暴食。也可做一些"莲子桂圆粥"、"牛奶煮鸡蛋"等健脑食品，以起到缓解紧张情绪、镇静的作用。

（3）注意心理卫生。家长和教师不要对孩子施加压力，只要尽了最大努力，即使考不好，也不要责怪、打骂。只有减轻心理负担，才能使孩子充分发挥，取得好成绩。

（4）家长要做好一些特殊的卫生保健指导。了解孩子近期的生理和身体情况，如果女孩正逢考试期间月经来潮，则应做好有关准备，有助孩子顺利通过考试，必要时可请医生指导。

（5）生活要有规律。如起居有常，饭后散步，晚上洗脚，这样有助于食物的消化吸收，以补充大脑的营养和消除大脑的疲劳。有规律的生活，可以给中枢神经系统以良好刺激，形成条件反射，以便大脑发挥较高的效率。

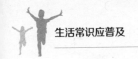

❖ 小儿睡觉时磨牙怎么办？

引起小儿睡觉时磨牙的原因有多种，首先是肠寄生虫病。肠寄生虫在体内能分泌多种毒素，这些毒素和体内寄生虫排出的代谢产物，在宝宝睡觉后可以刺激脑的相应部位引起磨牙动作。另外，胃肠道的疾病，口腔疾病，或者是睡前给小儿吃不好消化的食物，这样在孩子睡觉后都可以刺激脑的相应部位，通过三叉神经引起咀嚼肌持续收缩而引起磨牙动作。神经系统疾病，也可引起睡后磨牙。再者，白天小儿情绪激动，过度疲劳或情绪紧张等精神因素，都可使大脑皮层功能失调而在睡后出现磨牙动作。

夜间磨牙对孩子的发育极为不利，要找出原因，进行相应治疗或干预，使症状好转或停止。但有些孩子因磨牙时间较长，大脑皮层已形成牢固的条件反射，虽然疾病已治愈，但夜间磨牙的动作仍不消失，特别是胃肠病虽好转，但胃肠功能紊乱依然存在，所以磨牙动作不能在短时间内纠正过来，必须坚持较长时间的治疗干预才能好转。

❖ 注意少年儿童饮水卫生

水约占人体重量的70%，遍布全身，是我们机体代谢中不可缺少的成分。它能促进身体各种生理功能的顺利进行，如食物的消化、吸收、运输养料、排泄汗液等，都离不开水。水还能帮助人体散热、保温，使体温保持恒定。少年儿童新陈代谢旺盛，需要不断地补充水分才能维持健康。如果缺乏水分，轻则出现口渴、喉咙干，重则出现皮肤干燥、尿少、疲惫、头晕、无力、便秘等，夏天缺少水分会引起中暑。人在饥饿时保持饮水，可维持30天左右的生命，如果饥饿时不饮水，数天就会死亡。所以少年儿童应养成每天喝水的习惯。

有的少年儿童不注意饮水卫生，或者受条件的限制无法做到，例如农村学生直接喝井水、河水或自来水，井水、河水容易受周围环境的污染，还可由外边流进脏水，里面极容易含有微生物、致病菌，不符合卫生要求。自来水虽经过消毒，但在流经水管通路的过程中容易受到污染。再者，有些用户用了不干净的手摸了水龙头，流出来的水就不是那么纯洁干净。直接饮用这些生的井水、河水或自来水，就有可能患痢疾、肝炎、胃病或伤寒等病症。为了预防肠道传染病，自来水应该煮沸后再喝，井水和河水最好先用漂白粉消毒，或用过滤器滤过后煮沸再喝。

学生上学或游玩时，应随书包携带一个小水杯，用小布袋装好，以防弄脏。水杯须经常洗刷干净，布袋宜每周洗1~2次，装时将杯口朝下，避免脏东西进到杯里。个人用自己的水杯，不要互相借用，防止被染上疾病。学生们不要在操场上或活动、游戏的场合喝水，不要边走边喝，刮风天宜在室内喝水，这样可防止尘土落进水里。

学校应及时给学生们准备和供应足量的开水，冷热要合适。冬天的开水应注意保温，夏天的开水宜凉冷。这是防止学生喝生水的主要有效措施。

❖ 儿童少年如何正确饮用水

儿童少年对水的需要多于成年人。年龄越大每公斤体重需水量相对少些，8~14岁的儿童少年对水的需要量为每公斤体重50~100毫升。一般正常人体内水的每日出入量是平衡的。

在炎热的夏天或进行大强度体力活动时，排汗量增加，如不及时补充水分易造成脱水，引起体内水和电解质平衡

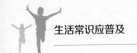

的紊乱。

为此要养成良好的饮水习惯。以保持体内水分的供应。孩子要养成喝开水的习惯，不要不管冬夏都喝生水，这样易造成胃肠疾病。夏天家中可准备绿豆汤、糖盐水、水果汁、茶水等让孩子喝。温度不宜过低，从冰箱中取出的饮料要在常温中放置一会儿后才能饮用。饮水量每次以100毫升为宜，不要一次喝得太多、太急，可以少量多次饮水。这样才能保证体内水分的供应。

❖ 能用果汁送服药物吗？

小孩患病时，用果汁代水给孩子喂药，其实这是不恰当的。果汁饮料大都含有维生素C和果酸，而酸性物质容易导致各种药物提前分解或溶化。不利于药物在小肠内吸收，影响药效，有的药物在酸性环境中会增加副作用，对人体产生不利影响。

如小儿发热时常用清热止痛剂，他们对胃黏膜有刺激作用，若在酸性环境中则更易对人体构成危害，轻者损伤胃黏膜，刺激胃壁，发生胃部不适等症状；重者可造成胃黏膜出血。又如常用的抗感染药物：红毒素、氯霉素、黄连素等糖衣片，在酸性环境中会加速糖衣的溶解，一则对胃造成刺激，二则使药物尚未进入小肠就失去了作用，降低了药物的有效浓度，有的甚至与酸性溶液反应生成有害物质。

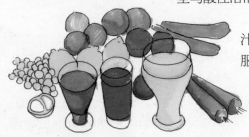

因此，不宜用果汁及酸性饮料给小儿服药，若要食用果汁饮料，也必须与服药时间相隔0.5小时以上。

❖ 能用牛奶送服药物吗？

有人服药时，特别是给小儿服用药物时，常将药物研碎混入牛奶中或用牛奶送服。这样做虽然能掩盖药物的某些不良气味，小孩愿意服药，但对药效有一定影响。因为牛奶含有较多的钙及铁、磷等无机盐类，这些物质会与某些药物成分发生作用而影响药物的吸收，降低药效。另外，牛奶中的蛋白质、脂肪等，对某些药物的吸收也有一定影响。所以，用牛奶服药是不妥当的。

❖ 小儿在吃东西时应注意什么？

（1）做好食前准备。在吃任何食物前，都要先洗手。进食时切勿边吃边玩，或翻阅连环画之类的读物。书上沾染细菌很多，翻阅书页时容易把手弄脏，而且边吃边看会分散对食物的注意力，影响食欲。有的孩子用手拿着食物，在马路上边吃边走就更不卫生了。

（2）培养细嚼慢咽的好习惯。帮助孩子每次吃饭在规定的时间内完成，但也不应催促过急。每次盛饭不宜过多，吃完后再添，这有利于刺激孩子吃饭的积极性。如果饮食品种较多，要一样样地分给，不要全部放在饭碗里，使孩子吃时不方便，容易贪多嚼不烂。

（3）保持清洁安静的吃饭环境和轻松愉快的吃饭气氛。

（4）饮食要定时定量，避免饥饱不均，否则时间长了会影响胃肠道的正常功能，甚至形成胃病。

（5）要教育孩子不要暴饮暴食。吃得过量会伤胃，以致引起急性胃肠炎等。

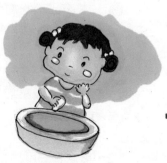

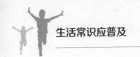
❖ 不吃腐败不洁的食品

食物不洁极易引起疾病，这是人所共知的，俗话说："病从口入"，确有一定科学道理。

在夏季，有些少年儿童喜爱吃生黄瓜、西红柿、香瓜、小萝卜等。由于这些瓜果菜类在生长过程中用粪便施肥或污水浇灌，其表面常沾上细菌、病毒或蛔虫卵，如果吃前不洗干净，吃进肚里就会闹病。吃剩的饭菜，如果保存不当，如气温高，不通风，盛装饭菜的容器不干净，细菌就会在食物上迅速繁殖，使饭菜变馊，产生大量的毒素。吃了含有毒素的饭菜，只要经过2～5小时就会中毒，出现恶心、呕吐、腹痛、腹泻等病状。有人误认为，馊了的饭菜只要煮一煮，病菌就会被煮死。事实上，馊饭菜煮开了，病菌虽可被杀死，但病菌产生的毒素仍然不能去掉。因此，千万不要吃馊饭菜。

各种食品经过高温加热，就会成了没有病菌的干净食物。但在生产、贮存、运输、销售的过程中，容易受到污染，例如盛熟食的容器不清洁、无防蝇防尘设备、工作人员手不干净等。少年儿童如果吃了这些被污染的熟食品，同样会患肠道传染病。

为了把住卫生关，防止"病从口入"，必须做到以下几点：

（1）不买、不吃腐烂变质的瓜果，表面有破损的瓜果应扔掉。黄瓜、小萝卜表面不光滑，不轻易洗净，最好多浸一阵，用刷子刷洗。如果作凉拌菜吃，应在沸水中烫6～10分钟。

（2）剩余的饭菜应当高温加热，保存在阴凉通风的地方，吃之前再加热一次。一旦发现食物已经发馊变质，坚决不要吃。

（3）盛饮食的用具、碗、筷、汤匙都要清洁；生熟饮具、餐具宜分开；盛了生菜的盘和碗须洗刷干净后才能盛熟食。

（4）注意碗柜、碗罩清洁卫生，加强食物的防蝇、防尘工作。

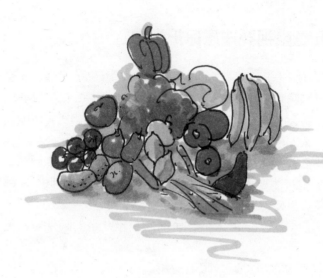

❖ 少年儿童脑子越用越灵

生命在于运动，人的脑子也应该经常动，脑子越用就越灵。可有的少年儿童害怕用脑多了出毛病，并以此为自己偷懒辩护。

大量资料告诉我们：初生婴儿脑重约370克，一岁时约1200克，九岁时约1300克，十二岁时约1400克，二十岁时约1450克，十二岁至十三岁的孩子大脑生长发育水平已经基本接近于成年人了。在少年儿童时期，正是长知识、增智力的重要阶段。趁着这机会，促使孩子智力得到应有的发展是老师和家长的责任。有些家长过分溺爱孩子，怕孩子看书累着，担心把孩子的脑子累坏，这是完全缺乏科学根据的，结果会导致

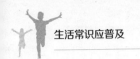

"少壮不努力，老大徒伤悲"的局面，将悔之莫及。

每一个少年儿童都应该做到勤用脑，抓紧大好时光，吸取知识，增长才干，切勿做一个思想懒汉。

❖ 少儿看电视要注意保护视力

少年儿童十分喜欢看电视。在学习和体育锻炼之余，看看电视可以开阔眼界，增长知识，丰富生活。但是，如果过多地看电视，将会影响正常的学习和睡眠，妨碍健康，还有可能损害少年儿童的视力。

为什么看电视会影响视力呢？分析起来有以下几点原因：

（1）电视图像不清晰，或闪烁、抖动，或太亮刺眼，都会使眼肌产生疲劳。

（2）看电视的场所太暗，可能使少年儿童的暗视力水平减低。

（3）离电视机过近，眼睛的集合力增大，眼内室肌收缩力也需要加大使眼睛容易疲劳。

（4）看电视时间持续太长，视觉系统的组织器官一旦处于紧张状态长时间得不到松弛，容易导致少年儿童产生假性近视。

因此，对少年儿童看电视需要加强管理。平时宜少看电视，规定星期六晚、星期天白天或节假日适当看看，不要影响学习和睡眠。看电视时最好坐在电视机的正中前方，如坐在旁侧，其视角不应小于45度；人与电视的距离应是电视屏幕尺寸的5～7倍，一般宜在2米左右；电视机放的高度宜与眼睛的水平线相等，要保持电视图像清晰和稳定，不要太亮或太暗，看电视时室内最好开一个3瓦或6瓦的荧光灯，其位置宜在观众后方使场所不会太暗，每看40分钟或60分钟的电视要有一个短时间的闭目休息，或在电视节目交换的间歇时间将视线挪开看看周围的东西，或在不精彩的电视节目播放时，起身做做别的事情，活动一下身体，让眼睛得到休息。

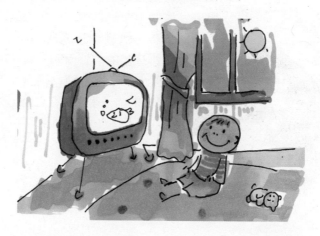

❖ 少年儿童的正确刷牙方法

我们刷牙主要有两个目的：一是消除牙齿表面和牙齿间隙中的食物残渣及污物，防止残渣积存在口腔内发酵，不让细菌繁殖泛滥；二是通过刷牙，使牙龈得到按摩，改善牙周组织的血液循环，增强局部组织的抵抗能力，从而减少牙体和牙周疾病的发生。但是只有采用正确的刷牙方法，选择适当的牙刷，才能达到上述目的。

把刷牙方法当做一个问题来研究，可能少年儿童会感到可笑："谁还不会刷牙呀，不就是把牙刷伸进嘴里，左右横着一推一拉就完事了吗？"

事实恰恰相反，这种推拉式（又称拉锯式）的横刷方法是不正确的。这样刷牙固然可将牙齿表面刷干净，而牙齿缝隙里仍嵌着不少食物残屑，并且会使牙龈受到创伤，牙齿受到磨损，引起牙龈出血或者萎缩、楔状缺损等口腔疾病。

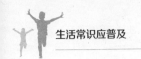
　　正确的刷牙方法，应该是顺着牙缝方向"竖刷"。好比女同志刷洗梳子间的污垢一样，必须将刷毛顺着梳子齿的方向竖刷才能刷干净。当刷上排牙齿的内外面时，将牙刷顺着牙缝从上往下刷，刷下排牙齿的内外面时，将牙刷顶着牙齿从下往上刷；刷上、下排牙齿的前牙里面时，宜竖起牙刷尖，上排牙由上向下刷，下排牙由下向上刷；刷上、下排牙齿的咬物面时，可将牙刷按压在牙面上来回刷。

良好习惯要养成

❖ 怎样正确地洗脸？

洗脸在我们日常生活中是必不可少的。我们每天洗脸，除了保持面部皮肤的清洁卫生之外，还可以刺激面部的穴位，达到保健的目的。所以，讲究正确的洗脸方法，很有必要。

（1）用温水洗脸最合适。水温过热，会使面部皮肤松弛而过早地产生皱纹，用冷水洗脸，又会使表皮收缩，不利于清洗沾在毛孔中的灰尘和污垢。如果养成了用凉水洗脸的习惯，也应每天再用温水清洗一次。

（2）选用合适的香皂。如果是干性皮肤，就要选用碱性小的香皂；相反，如果是油性皮肤，则应选用碱性较大、去污力强的香皂。

（3）掌握适当的次数。正常情况下，应每天早晚各洗一次较好，因为在洗后2~3小时面部的皮脂膜才能再度形成。但如果是从事了剧烈的体育运动或劳动，则应随时洗脸。

❖ 如何把握最佳"时间"？

英国哲学家培根说过："选择时间就等于节省时间，而不合乎时间的举动则等于乱打空气。"许多人都希望能知道什么时候是

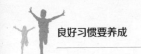
学习的最佳时间，以便取得事半功倍的学习效果。在这个问题上，许多科学家也潜心进行了研究，但得出的结论却不完全一致。

一种认为，睡前的记忆力最好。理由是：学习完后接着睡觉，学到的知识不再受到外界干扰，因而印象深，易记住。

另一种却认为，早晨的记忆力最好。理由是：大脑经过一夜的休息，早晨起来正像一张白纸，学习什么，印象最深刻，记忆最清楚，所谓"一日之计在于晨"正是这个道理。

德国学者认为，白天记忆率最高的时间是上午8点至13点。而英国学者却证明，傍晚才是一天中的最佳学习时间。

那么到底什么时候是最佳学习时间呢？其实，所谓的最佳

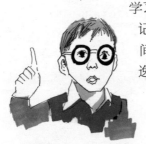

学习时间，就是精力最充沛、思路最清晰、记忆效果最好的时间。不过，最佳学习时间是因人而异的，与每个人的习惯、劳逸程度、客观条件都有关系。生理学家研究认为，人类每天有四个记忆高潮，它是有起有伏的。什么时候是个人的最佳时间，应在平时学习中把握。

❖ 饭前便后要洗手

我们的手上有很多细菌，如果不洗手就拿东西吃很容易生病，所以饭前便后要洗手。怎样洗手才能洗得干净呢？如果条件许可，尽可能用清洁的流动水来洗手；两手打湿后，均匀地抹上肥皂或洗手液，搓揉双手，然后在水龙头下冲洗干净。

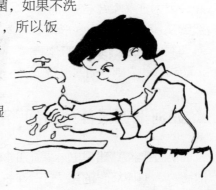

❖ 大家都知道如何洗手，但是怎样才能把手洗得更加卫生呢？

　　洗手时首先，打开水龙头后，用流动的水冲洗手部，应该使手腕、手掌和手指充分浸湿，打上肥皂均匀涂抹，揉搓出沫，让手掌、手背、手指、指缝等都沾满；然后，反复揉搓双手及腕部。整个揉搓时间不少于30秒，最后，再用流动的自来水冲干净。洗手时，要注意清除容易藏致病菌的指甲、指尖、指甲缝、指关节等部位。用清水冲洗时，手指尖向下，双手下垂，让水把泡沫顺手指冲下，这样不会使脏水再次污染手和前臂。洗完后，用干净毛巾彻底擦干双手。

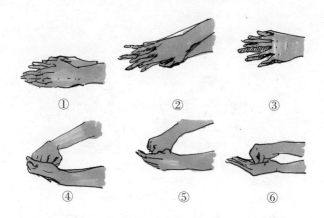

① ② ③

④ ⑤ ⑥

❖ 洗脸四不该

　　不该用脸盆，脸盆中的洗脸水，在手脸互动之后，越来越浑，最后以不洁告终，远不如用流动水洗脸卫生。不该用肥皂，面部皮肤有大量的皮脂腺和汗腺，在皮肤上形成一层看不见的防护膜。它略呈酸性，有强大的杀菌护肤作用。偏碱性的肥皂不但破坏它的保护作用，而且会刺激皮脂腺多多"产

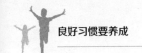

油"。不该用热水，热水能彻底清除面部的防护膜，所以用热水洗脸之后，皮肤会感到非常紧绷难受。用冷水其实就能把脸上的浮尘洗去，同时还锻炼了面部血管和神经，清醒了大脑。不该用湿毛巾，久湿不干的毛巾有利于各种微生物滋生，用湿毛巾洗脸擦脸无异于向脸上涂抹各种细菌。毛巾应该经常保持清洁干燥，用手洗脸之后用干毛巾把水擦干，又快又卫生。

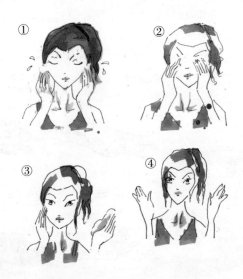

❖ 应该使用自己的毛巾和洗漱用品

我们与他人共用毛巾和洗漱用品时，可能会有感染传染性疾病的风险，所以不与他人共用，尤其是牙刷。因为与他人共用有传染艾滋病、乙肝、丙肝等经过血液传播的疾病。一个患有皮肤病或传染性疾病的人，病原体可能沾到他使用的脸盆、毛巾上，如共用，会通过共用这些器具而感染这些疾病。此外，不共用脸盆、毛巾，还能预防沙眼、红眼等接触性疾病。

❖ 儿童口腔卫生五忌

（1）忌吮指。儿童活泼好动，双手经常沾了很多细菌，所以吮指很不卫生。吮指时将手指放在上、下前牙间，使得上前牙向外突出，下前牙向内倾斜，上、下齿对合时形成较大空隙，影响牙齿正常发育。

（2）忌吮物、咬物。有的婴幼儿爱吮枕巾、衣物等，有时家长为使儿童入睡，放任不管；学龄期儿童咬物（衣物、铅笔等）、咬指甲等都较常见，这样做不仅不卫生，还易使牙隙改变，造成创伤。

（3）忌舔牙。在乳牙松动或恒牙萌出之时，儿童常用舌头舔牙，或用舌尖抵牙。这样影响前牙，形成梭形空隙；并且经常舔抵上前牙，可使牙间隙增大，上前牙成扇形张开，很不雅观。常见婴幼儿用上前牙咬下唇，久之，会使上前牙前倾，而下前牙则向后倾，造成上、下唇闭合不利。

（4）忌单侧咀嚼。单侧咀嚼，多因一侧有疾患，或乳牙过早丧失，迫使儿童借助健康的一侧咀嚼。单侧咀嚼者，咀嚼侧功能加强，促进该侧颅骨及肌肉发育，另一侧则废用性萎缩，而发生龋齿及牙周病。时间一久，小儿颜面就会不对称。

❖ 记得每天刷牙，饭后漱口，发现龋齿该怎么办呢?

无论是成人还是儿童、少吃甜食，少得牙病。每天吃糖的次数，比吃糖的总量更重要。要养成不吃零食的习惯，尤

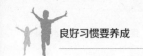

其是睡前不要吃零食也不要在两餐之间吃甜点或糖果。还要记得吃完糖果之后要刷牙。如果发现有龋齿，应及时到医院治疗。

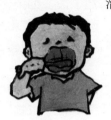

医生先将含有细菌的洞清理干净，然后用适当的材料将洞填补起来，这样细菌就不容易进入了。如果发现有牙龈炎，甚至牙根下感染化脓，医生必须将脓液清理干净，并注入药液消炎，最后用药和材料把洞腔堵起来，以免细菌再次进入引起炎症。

❖ 不要用过冷过热的水刷牙

刷牙除要掌握正确的方法外，还应讲究刷牙水的温度，不宜使用过冷或过热的水。医学专家对牙齿生态所进行的调查研究结果表明，牙齿适宜在35～36℃口腔温度下进行正常的新陈代谢。因此，倘若刷牙时不讲究水温，长时间用过冷、过热的水刷牙，使牙齿长时间受到骤冷、骤热的刺激，容易引起牙龈出血和小血管痉挛，直接影响牙齿的正常代谢，引发牙病，缩短牙齿的寿命。

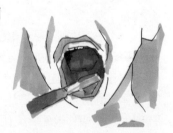

❖ 三个月换一次新牙刷

牙刷是清除口腔内食物残渣的清洁工具，还能起按摩牙龈、促进局部血液循环、提高牙龈防病能力的作用。牙刷用的时间过长，被细菌污染，即成为传播疾病的媒介，导致口腔疾病的反复感染。为避免因牙刷污染而引起的口腔疾病。一般三个月换一次新牙刷为好。如果已有牙周炎、口腔炎、咽喉炎等疾病，就更应该经常更换牙刷。牙刷使用后，应用清水彻底冲洗干净，甩干，牙刷毛朝上放入漱口杯内，置于干燥、通风的地方。如果用两只牙刷交替使用，能使牙刷充分晾干，杜绝细菌繁殖。为消灭牙刷上的细菌和病毒，应每星期常用消毒液浸泡牙刷，5～10分钟后用清水冲净，即可继续使用。

❖ 牙膏类型要经常更换，且不适用多泡沫牙膏

市场上的牙膏，可分为普通型和疗效型两大类。普通型牙膏主要成分为摩擦剂、去垢剂、泡沫剂、结合剂、保湿剂、调味剂、香精、防腐剂等；疗效型牙膏除含有普通牙膏的成分外，还含有治疗作用的中草药、西药、活性酶、氟化钠等。因而，疗效型牙膏既有普通型牙膏的机械性摩擦、去污、清除部分口臭的作用外，又有明显的抑菌作用，如含中草药和西药的药物牙膏，能抑制口腔内多种致病菌和非致病菌的生长，包括致龋作用最强的变形链球菌和不致龋的金黄色葡萄球菌以及引起牙龈出血的部分厌氧菌和兼性厌氧菌；而加酶牙膏中含有的活性酶，具有溶解细菌的作用，能溶解仅靠刷牙很难去除的牙菌斑，从而使刷牙效果更为显著；氟化物牙膏虽无抑菌作用，但可使牙釉质的结构由羟基磷酸钙变为氟羟基磷酸钙，使牙齿更耐摩擦、耐酸蚀，从而起到防治龋齿和抑制龋病发展的作用。然而，由于疗效型牙膏在抑制致病菌的同时，也抑制了部分非致病菌，打乱了口腔内细菌的生态平衡，导致菌群失调。而且长期使用，也会使某些细菌产生耐药性。因此，为保障口腔健康，应经常更换牙膏类型，更换的时间以1个月更换一次为宜。

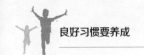
❖ 残余牙膏不要留在口中

大多数牙膏中都含有摩擦剂、发泡剂、调味香料、湿化剂，有些牙膏还有氟和防腐剂。摩擦剂主要由磷酸盐、碳酸钙和碳酸镁组成，有的将浮石、无水磷酸二钙、硅晶粒作为摩擦剂。医学界经过多年研究发现，牙膏如果吃到肚里，有的人会引起局限性肠炎，而且非常像克罗恩病（克隆病），它的症状是腹痛、腹泻、腹部包块，并伴有发热、营养障碍、关节炎

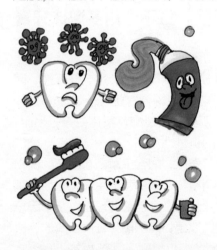

等。国外医学界在克罗恩病的组织标本中，发现了大量的晶粒。所有研究都说明，摄入牙膏，可能导致克罗恩病。儿童刷牙时往往会吞咽一些牙膏，有些成人也如此，这是很不科学的。因此，刷牙后一定要多漱口，尽量除去牙膏成分，避免将残留牙膏吞咽入。

❖ 少儿预防近视眼的综合措施

预防少年儿童患近视眼，须从多方面着手、采取综合措施方有收益。下面分六个问题简要谈谈。

（1）控制看书时间。看书时间长了，眼睛里与控制晶状体调节，瞳孔调节反射及两眼向内旋转有关的内外肌肉长时间地处于紧张收缩状态，使眼睛发酸发胀，长期如此必然会影响视力。所以，少年儿童每次看书时间不宜过长。

一般说来，年龄越小，连续看书、写字的时间应该越短。

每当连续看书写字达到40～50分钟时，就应该休息10分钟左右，看看天空的云朵（白天）或星星（晚上），看看远处的树木或建筑物，或者到室外散散步、做做游戏，让眼睛得到休息。

（2）保持正确的看书姿势。看书或写字时，如果姿势不正确，以致眼睛距离书本太近，会造成眼睛过度紧张，容易影响视力。

少年儿童看书、写字要养成正确的姿势。坐得端正眼睛向前下方或前方注视和书本、作业本的距离保持1市尺（约33厘米）左右。眼睛不宜向左、右斜视、不要歪着头写字，不要趴伏在桌上看书写字，更不应躺在床上看书。

（3）调节看书的光线。看书写字时，光线的好坏对视力是有影响的。黄昏时或路灯下看书，光线太暗，增加眼睛的调节负担。在阳光直接照射下看书，光线过强，对眼睛有刺激。

家长和老师应给少年儿童创造较好的看书写字的条件，改善照明亮度，不要为了过分节约花费，而不要当地使用瓦数小的灯泡。在教室里集体晚自习，宜采用日光灯。在家中个人晚自习，灯泡不应小于25瓦；最好采用局部照明，例如安装台灯，灯口宜配有浅色灯罩，以免眼睛受白灯光的刺激。光线应从左前方射来，避免被其他物体减弱光线。白天看书写字宜在室内进行靠近窗户，但又不被阳光直接照射。

（4）防止走路、乘车看书。前面说过，走路或乘车时看书是引起近视眼的原因之一。具体分析起来有两种情况：

第一，有些少年儿童接触到有趣味的书报时，被故事情节吸引住，兴趣来了，一口气看下去，连走路和乘车时都不肯放手。这是不良看书习惯。

第二，有的少年儿童家离学校远，或为了突击学习任务，或因其他原因引起时间紧张，为了节约时间，在走路和乘车时

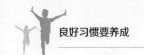

爱不释手地看书。这种专心学习的精神不错，可采取的办法不妥。少年儿童要学会科学安排时间，要在安静时坐下来看书。只要学习得法，安排合理，在路上和车上的那点时间是挤得回来的，学习效果也会更好。

（5）加强营养和锻炼，增强体质。表面看来，加强营养和锻炼身体，增强体质，似乎与视力无关。其实，这是预防近视的重要措施之一。

眼睛内的各种结构，包括与视力有关的肌肉与神经，都需要一定的营养和能量，才能正常而有效率地工作。如果后期营养跟不上，它们就会处于"饥饿"状态，使视力受到莫大的损害。

眼睛属于人体中一个小的组成部分，全身的体质如何，抗病能力强不强，有无慢性疾病，对眼睛视力自然有不同程度的影响。

因此，少年儿童要想有一对健全的眼睛和良好的视力，就应该加强营养坚持锻炼身体增强体质。

（6）坚持做眼保健操。眼保健操是采用祖国医学中的推拿、针灸、穴位按摩等方法的原理科学制定的。通过按摩穴

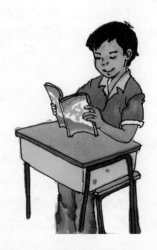

位，使用弱的刺激引起条件反射，从而消除眼睛调节和集合的紧张状态，并能加强眼部的营养和组织的新陈代谢，改善与增进血液循环，维持眼睛的正常生理功能。从而能起到预防近视、矫治轻度近视、防止近视程度加深的作用。当然，只有在注意用眼卫生的基础上做眼保健操才能有所收益，千万不能因为做眼保健操而忽视了用眼卫生。

❖ 常剪指甲

我们的手每天接触很多东西，会沾上很多细菌、病毒和寄生虫卵等，指甲缝里更是藏污纳垢的地方，而洗手通常不能将指甲缝里的脏东西清洗干净。因此，我们要养成常剪指甲的好习惯。指甲剪短了，手也洗干净了，用手拿东西吃就不容易得病了。

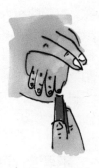

❖ 勤洗澡勤换衣

洗澡能洗掉积汗和污垢，促进排汗，保证皮肤有效地调节体温，并有利于皮肤的呼吸功能；洗澡还能加快皮肤和肌肉的血液循环，消除疲劳。洗澡时水温保持在38℃为宜，最好不超过40℃。一般冬天至少一周洗一次澡，夏天要天天洗澡。脏衣服上面附着灰尘、汗液和细菌等，不利于健康，要及时换洗；内衣更要勤换洗，内裤要天天换洗。

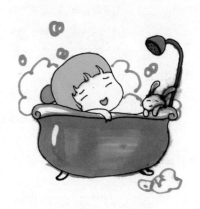

❖ 咳嗽打喷嚏捂住口、鼻

人们在咳嗽、打喷嚏或者大声说话时，口腔或鼻腔喷出大量飞沫。患有流感、肺结核等呼吸道传染病的患者喷出的飞沫中含有大量的病毒和细菌，这些飘浮在空气中的带菌飞沫如果被健康人吸入，就可能使之患上相应的疾病。日常生

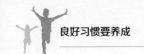

活中每个人都要养成不直接面对周围人咳嗽、打喷嚏和大声说话的习惯。要养成随身携带手帕或纸巾的好习惯，在咳嗽和打喷嚏时用手帕或纸巾捂住嘴，用过的纸巾丢进垃圾桶，手帕要经常清洗。

❖ 不要随便吐掉唾液

唾液有如下作用：①湿润口腔，使人的发声器官活动灵活；调和食物，使食物容易下咽，且能更好地感知其味道。②有利于清除口腔中的食物残渣，保护牙齿，还可杀死部分病菌、中和部分胃酸、稀释有害或刺激性强的物质，对口腔和胃黏膜起保护作用。③唾液中的淀粉酶，能促进食物中的淀粉分解为麦芽糖，起到消化淀粉的作用。④唾液中还含有钙盐、铵盐等无机盐类。唾液是对人体健康有用的分泌物，应珍惜它，不宜随便吐掉。

❖ 有痰不能下咽

痰是肺部或咽喉内的炎症咳出来的"垃圾"。痰内混杂着尘埃。有多种细菌、病毒、真菌坏死脱落的细胞。有些人缺乏知识，不讲卫生，将咳出的痰咽下去，由出口变为进口，这是非常有害的。因为咽下去的痰，有一部分细菌被胃酸杀死，但是相当一部分病菌仍可存活下去，进入肠道，以致引起疾病。有的患肺结核的病人，又患继发性肠结核，有肠道蛔虫病的人，不少是由于咽痰所致。所以有咽痰习惯的人，应该改掉。但是，有痰也不能随地乱吐，要养成良好的卫生习惯，吐痰入盂或吐在手纸、手帕里面及时处理。这样既不害人，对自己的健康也有利。

❖ 戴口罩的利与弊

寒冬腊月，北风呼啸，无论大人和少年儿童常爱戴一副洁白的口罩，遮住鼻子和嘴巴，以挡住寒冷空气的侵袭，预防上呼吸道疾病的发生。患呼吸道疾病的人戴上口罩，可防止将病菌传染给别人，也可使自己避免反复感染而加重病情。

但是请注意，如果不讲究戴口罩的卫生，反而会招惹疾病，效果与愿望相违。口罩的大小应根据脸面的大小选购使用，特别是少年儿童不要戴得太大，只要戴上口罩后能罩着口鼻及眼眶以下大部分面颊即可。当然也不宜太狭小，以免空气依然从口罩边缘的间隙中进去。

戴口罩应注意以下几点：

（1）口罩应单面使用，不要未经清洗就反过来再戴。口罩一经使用，内外两面都已变脏，口罩外面积聚着不少粉尘、细菌等污物，口罩内面沾着不少自己呼出的细菌和唾液。如果两面颠倒使用，将口罩外面沾上的污物直接贴住鼻唇，反对健康有害。

（2）少年儿童用过口罩后，宜叠好放入清洁的信封里或干净的纸内夹着，不要随便塞进口袋或书包且切勿挂在脖子上，甩到背脊后或塞进胸前襟内。

（3）口罩宜每日换洗一次，不要连续用上几天。先用肥皂擦洗，后用滴水冲洗，再将开水烫5～10分钟，挤干后放在阳光下晒晒，以便彻底杀菌消毒。最好每人多准备几只口罩交替着使用。

（4）患上呼吸道疾病时，由于喷嚏或咳嗽较多，口罩很容易潮湿和沾染细菌，受潮后应及时更换。

鼻腔本身就是一道具有防御本领的天然屏障。对一个比较健康的少年儿童来讲，只要不是刮太冷的北风或到流行疾病发生的地方去，冬天出门是可以不戴口罩的。在现实中，有许多少年儿童常年不戴口罩，也很少患病。如果少年儿童不问情由，有理无理地经常戴上一个大口罩，结果反而使鼻腔"娇生惯养"，没有经受寒冷的锻炼，将会降低它的防御抗病能力，到头来反对身体无益。

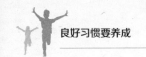

戴口罩有利也有弊，要根据各人的实际体质和所处环境（寒风大否，灰尘多否，流行病发否……）来酌情决定，不能笼统地一概而论。

❖ 少年儿童绝不抽烟喝酒

人人都知道抽烟喝酒对身体有害，可是仍然有个别学生出自好奇背着家长和老师，偷偷地抽烟或喝酒，这是很不好的坏习惯，对身心将会造成严重的损害，一定要坚决改掉。

香烟中含有尼古丁、吡啶、氢氰酸、氨、糖醛、烟焦油、一氧化碳、芳香化合物等一系列毒物。香烟点燃后形成的烟草雾中含有更多有刺激性及毒性的物质，据分析数目竟达750种以上。

吸烟对呼吸道的危害很大，容易引起咽喉炎、气管炎、肺气肿、肺源性心脏病等疾病。吸烟还是诱发肺癌的原因之一。

吸烟对心血管系统有明显不利影响，能使血管痉挛收缩、血流变慢、血压上升、心跳加快，甚至出现心律不齐。长期吸烟还可能引起冠心病、动脉硬化、血栓闭塞性脉管炎等病症。

吸烟对消化系统也有害，使消化道黏膜发炎，胃液和胰液分泌降低，诱使消化溃疡发病率增加一倍。常吸烟者会有口臭，产生厚舌苔，影响食欲，还可使牙齿变黄松动。吸烟打乱了大脑皮层兴奋和抑制过程的平衡，长期吸烟会出现神经过敏、记忆力减退、失眠多梦、精神恍惚等神经中毒的症状来。吸烟的害处还很多，在此不可能一一详尽陈述。

值得说明的是，开始吸烟的年龄越早，患上述疾病的机会越多，病情也越重。据调查证明，15岁以前开始吸烟者的死亡率较不吸烟者高2.7倍。这是因为他们正处在生长发育阶段，机体对有害物质比成年人更容易吸收，因而更容易早衰早亡。为此，我国政府部门曾于1979年3月发出通知，把禁止大、中、小学生吸烟作为不能违犯的纪律。

至于说到酒，少年儿童也是不应该喝的。当一个人喝酒后，酒中含的酒精80%由小肠吸收，20%由胃黏膜吸收，最多两个半小时就全部吸收进血液中。进入体内的酒精10%由尿、汗、唾液和呼吸排出体外，90%由肝脏解毒，但肝脏解毒的能力有一定限度，长期饮酒会刺激肝脏而逐渐丧失解毒能力。

一次过多喝酒会引起酒精中毒，轻则言行失调、头昏、呕吐，重则嗜睡昏迷，严重者可因呼吸中枢麻痹而死亡。长期喝酒会引起慢性酒精中毒，表现为智力、理解力和记忆力下降，出现手颤或舌颤等症状，诱发胃炎、肝硬化或食管癌等疾病。所以，少年儿童绝对不要喝酒。

❖ 上网不成瘾

现代生活离不开计算机及网络，小学生也要掌握计算机的基本知识，会用网络检索资料等。但是我们上网要有节制，以不影响正常的学习和生活为宜，更不能上网成瘾。

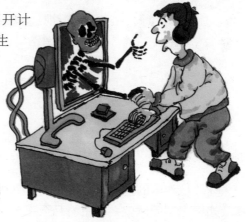

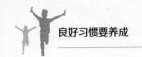
❖ 不玩网络游戏

　　小学生自制力有限，玩网络游戏容易成瘾，影响学习和休息，长期盯着电脑还会严重地损害视力，所以小学生最好不玩网络游戏。

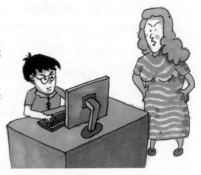

❖ 让我们拥有一双明亮的眼睛

　　眼睛是心灵的窗户，拥有一双明亮的眼睛将受益终生。不要用脏手揉眼睛，不要和别人共用洗脸毛巾，毛巾要经常清洗晾晒。如果眼睛发红，有脓或肿胀，要小心地清洗。如果眼睛被感染了，要尽快去医院请眼科医生诊治。眼睛里进入脏东西，通常用清洁的水冲洗，或用干净柔软的湿布角，或用一些干净的湿棉花，把眼睛里的脏东西或沙子弄出来。

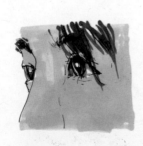

　　平常看书、写字姿势要正确，看书、看电视、玩电脑的时间不要过长，预防近视。多吃富含维生素A的食物对视力有帮助；深绿色蔬菜，红色和黄色的水果中富含维生素A，比如西红柿、胡萝卜等，会保护我们的眼睛。

❖ 保护我们的耳朵和听力

　　耳朵是人体的重要器官，主管听觉和平衡觉。一个人的耳朵如果出了问题就会听不清乃至完全听不见声音，平衡能力也会减弱，严重影响正常的生活和学习，所以同学们要学会保护自己的耳朵。麻疹、脑膜炎、风疹和腮腺炎的并发症可以导致耳聋，儿童期接种预防上述传染病的疫苗是预防听力损伤的关键。链霉素、卡那霉素、新霉素、庆大霉素等氨基糖苷类抗生素、水杨酸盐类止痛药对耳朵都有毒性，也可以导致听力损伤和耳聋，同学们生病用药时要避免使用这些耳毒性药物。不能随便掏耳朵，以免损伤鼓膜，甚至引发感染。耵聍栓塞（耳屎堵在耳朵眼里）和外耳道有异物要及时去医院，请专科医生帮忙取出。注意避开噪声污染。过强的噪声，包括机器轰鸣声、音乐声过大或其他噪声过大，如枪声或爆炸声，都有可能损害内耳道，使听力减弱。

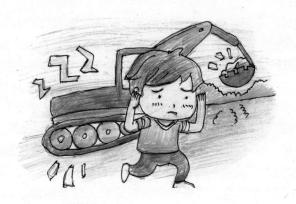

❖ 勿用废旧报纸包食物

有些少年儿童在外面吃早餐时，习惯用一张废旧报纸包装食品，这样做是不卫生的。

一般来说，废旧报纸已经被许多人看过，丢在一边，极易沾上病菌、尘土及各种脏物。如果用它们包装食品，就会污染食品，吃进这些食品后就有可能染上痢疾、肝炎等传染病。此

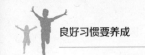

外，报纸是用铅版、油墨印刷的，上面含有铅、砷等有毒物质，而这些有毒物质即使是高温消毒也破坏不掉的。如果长期吃用报纸包装的食品，就会引起慢性铅中毒或砷中毒，造成严重的后果。

对此，我国卫生部和商业部在1960年就明文规定，不准用废旧报纸包装食品。大家千万不要图省事，用废旧报纸包装食物。

❖ 生吃蔬菜瓜果须洗净

少年儿童喜欢生吃某些蔬菜和瓜果。生的蔬菜和瓜果里含有多种维生素、无机盐等丰富的营养素，同时还含有纤维素，可以促进肠管蠕动，帮助消化和排泄。所以，生吃蔬菜和瓜果对身体是有好处的。但是，吃的时候，必须注意清洁，讲究卫生。

长在地里的蔬菜和瓜果大多需要施用粪肥才能生长，所以，蔬菜和各种瓜果上都沾有不少病菌、病毒和寄生虫卵。长在树上的水果虽然没有碰到过粪便，但摘下来以后，在保管、运输、买卖等过程中，要经过许多人的手，也会弄脏。有时瓜果腐烂了，招来苍蝇，就会沾上许多病菌、病毒。再说，蔬菜瓜果还喷过农药，虽然毒性不大，但洗不干净，进入人体后是没有好处的。

有的人看到黄瓜、小萝卜、西红柿等蔬菜和桃、李、杏、梅等瓜果上有土或其他脏东西，用手或手帕擦一擦就吃，这是不卫生的。因为我们的双手和手帕都不干净，况且擦一擦，也不能把蔬菜、瓜果上的病菌、寄生虫卵和农药擦干净。所以，生吃蔬菜和瓜果一定要用凉开水洗干净，如果再用干净水泡10分钟，把沾在上面的农药泡掉以后再冲洗，那就更好了。做凉拌菜使用的菜刀和菜板，一定要干净，千万不能使用已切过生鱼、生肉的刀和板。生吃蔬菜和瓜果，要现吃、现洗、现切，不宜放置时间过长，否则被苍蝇叮爬或落上有病菌的灰尘，吃了也容易得病。蔬菜和瓜果都要吃新鲜的，已经腐烂变质的，千万吃不得。

❖ 不要乱挖鼻孔

挖鼻孔是小儿的一种不良习惯。小儿的鼻腔黏膜很薄，黏膜下血管丰富，几乎处于暴露状态，小儿用手指挖鼻孔时，很容易将黏膜损伤，造成黏膜下血管破裂，鼻黏膜出血。此外，小儿的手指较脏，手上常常沾染细菌或病毒，挖鼻孔等于把致病菌送入鼻腔。因此，挖鼻孔的恶果是造成细菌感染，引起急、慢性鼻炎或其他疾病。

❖ 清洁鼻孔的正确方法

造成挖鼻孔这种坏习惯的诱因很多，有时是有湿疹或过敏性鼻炎。鼻腔内刺痒，这时应积极治疗疾病，给予外用药或点鼻药均可奏效。假如没有任何原因，应对小儿进行教育，使其改正不良习惯。

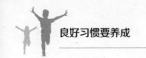

小儿如自诉鼻孔刺痒，可用消毒棉棒沾白开水，轻轻擦拭鼻腔。如遇鼻炎恢复期，鼻腔内有干痂，也可引起刺痒及不适感，这时不能将干痂强行剥下，可引起出血并产生新的创面，不利于鼻黏膜的修复。应用棉签沾生理盐水或石蜡油涂于干痂周围，待干痂被软化后再轻轻取下。

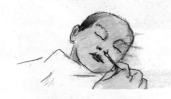

❖ 坚持用自己的茶杯和食具

少年儿童每天都要使用茶杯和食具，它们干净与不干净，对身体的健康关系很大。如果用了不干净的带有病菌、病毒的茶杯和食具，就等于吃了不干净的带有病菌、病毒的食物一样，会使人生病。如肠道传染病、肝炎、寄生虫病、肺结核病以及伤风感冒等疾病，都可以通过茶杯和食具传染。

茶杯和食具上面的病菌、病毒是从哪里来的呢？人们使用茶杯和食具的时候，就会沾上人的唾液，如果是传染病人的唾液，就会带有很多传染病病菌、病毒。虽然经过洗刷，表面上看起来比较干净，特别是食具，用水洗只能洗掉食具上剩余的饭菜和油腻，但是上面的病菌、病毒，并没有都洗掉。有的地方，用河水、井水洗食具，这种水里不仅带有病菌、病毒，还会有寄生虫卵，这样就可能引起疾病。有的家里有肺结核或肝炎病人，吃饭的时候，不仅没有和病人的食具分开，还往往把食具都放在盆里一起洗，这样健康人也会传染上肺结核病和肝炎病。有的少年儿童常常借用别人的茶杯和食具，或者把自己的茶杯和食具借给别人使用，如果碰上传染病人，就可能被传染。所以，茶杯和食具都要使用自己的；用过以后，最好用自来水冲洗；洗干净以后，放在干净的地方，以免弄脏。

❖ 少儿每天喝几杯水对身体有益？

少年儿童生性好动，消耗量大，容易出汗，如果每天养成喝几杯开水的习惯，对身体十分有益，即使在冷天也宜如此。

一般的人都只是到口渴厉害时才去喝水，口不渴就一点不喝。其实，口渴明显时表明人体的水分已失去平衡，组织细胞脱水已经到了一定的程度，中枢神经发出了要求补充水分的信号。所以，等到口渴时再喝水，对人体及时补充水分是有不利影响的。

吃饭前应该空腹饮水，在进餐前的1小时可喝一小杯开水。水在胃中停留两三分钟后便进入小肠，被吸收进血液，过1小时即补充到全身组织细胞内，满足了人体内对水分的需要。此外，饭前饮水能保证分泌足够数量的消化液，从而促进食欲，有利于消化。在吃饭时喝少量汤水，便于溶解食物，在胃蠕动下将食物和胃液充分搅拌，帮助进一步消化吸收。

一般健康的人通过多次地喝水与排尿，能够把新陈代谢产生的废物排泄掉。如果少年儿童患上了疾病，则更应该喝一些开水。如高烧的病人饮水后，既补充了消耗掉的水分，又能帮助排泄机体与病菌斗争后产生的毒素废物；患泌尿感染或尿路结石的病人，喝水后可进行洗涤式的冲洗排尿，有益于治病；黄疸肝炎的患儿，大量喝水可以帮助退黄……

另外，每天早晨起来喝点开水，既能清脑醒神，又可刺激休息一夜后的胃肠进行蠕动，增加早餐的食量。平时常饮开水，还可冲刷口腔，清洗食物残渣，对保持口腔和牙齿的清洁卫生有益。如有便秘习惯的少年儿童，每天饮喝开水更是必要，能使大便顺利通畅。生气发怒之后，喝杯温开水，可缓和激动的情绪，有利于使心情平静。

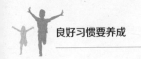

❖ 不能乱挤面部疱疖

少年儿童由于不习惯保持皮肤清洁，容易造成皮肤感染，在头、面等处可能长出一些疱疖来。如果已经生了疱疖，早期可用百分之三的碘酒擦在疱疖上，每天数次，或敷贴上鱼石脂软膏，必要时配合服用磺胺药或抗生素药物，力争疱疖消退下去。在农村可用蒲公英和野菊花煎汤内服，将鲜草洗净捣烂外敷。

可是有的少年儿童生了疱疖后并不是这样处理的，而是自觉或不自觉地用手去挤。手一空闲下来就摸到疱疖上去了，这样做不但无益，有可能会酿成大祸。

疱疖实质上是一种皮肤局部化脓发炎的表现。任何炎症发生时，在它周围都会形成一个防御图，有防止炎症扩散的作用。如果我们在局部挤压，则容易将防线挤破，炎症就向四周扩散开来。

❖ 从小保持大便通畅

粪便是食物经过消化器官消化吸收后，积留在大肠里的渣滓，它在人体内是无用的废料，必须及时排泄出去，"大便一通，浑身轻松"。正常人一般在1～2天内排便一次。如果肠内容物运行迟缓，滞留过久，里面所含的水分被过量吸收，导致粪便过于干燥，排出就困难，要在2～3天甚至更长的时间才排便一次，这称作便秘。

便秘虽说不算什么大病，却不应该忽视。排便不畅会使人腹部胀满不适，胃口不好，吃饭不香，头晕或精神不振。经常性的便秘，还容易诱发痔疮，引起便血、肛裂等病症。

少年儿童从小就应该养成一个定时大便的良好习惯，每天到了一定的时间人体内就产生了便意感，然后大便十分通顺地排泄出来。不至于因积累时间长久而产生便秘。最好在每天早晨起床后大便一次。

治疗便秘的方法很多，如喝蜂蜜、多吃蔬菜水果、服中西医的泻药等。在这里，介绍一种简便易行的方法治疗便秘：到了应该大便的时候，以左手食指和中指，用力按压左腹部的天枢穴下（位于肚脐旁左侧3厘米、直下1厘米处），感到有明显的酸胀感时就按住不动，坚持数十秒钟，体内就会产生大便之意。此时再配合屏气增加腹内压力，就可以排便了，如果一次无效，可反复做数次直至排便为止，这种方法不需要药物，特别适合治疗习惯性便秘。

❖ 少年儿童宜用双肩背书包

长期以来，我国少年儿童上学时，背的书包多半是一肩挎的，而且习惯挎在一侧（如许多同学总是挎在右侧），不是左、右两肩轮换挎背。这样做，有碍少年儿童的健康。

前面曾介绍过，少年儿童正处于骨化阶段，骨骼的发育没有成熟定型，很容易受外力的影响而形成畸形。据大量调查，一般的中、小学生背的书包轻的有两斤重，重的则达七八斤重。长期使一个肩臂负重，势必妨碍少年儿童肩臂骨薄，呈现出斜肩，直接危害他们的正确姿势和体态，并间接妨碍胸腔内的心、肺等脏器展开正常的活动。

因此，少年儿童应使用两侧有带子能背的书包，即双肩背书包。这种书包重量不怕坠，既可预防斜肩的发生，又不妨碍胸腔内脏的活动。年龄稍大一点的女同学还可采用提式的书包，两手交替换提，既方便，又利于健康。

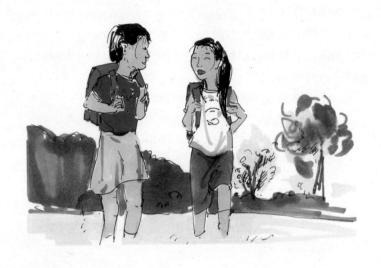

❖ 打扑克要注意卫生

打扑克是少年儿童们喜爱的一种娱乐活动。

有些少年儿童在打扑克的时候，先将手指在嘴唇上沾点口水，然后再去抓牌。这是很不卫生的。

我们都知道，人的手到处都碰，所以，手最容易受到各种污染。有人做过试验，每只脏手带4万～40万个病菌；一只看起来干净的手，在指甲盖大小的面积上，就有320多个细菌；指甲缝的泥垢里可以窝藏30多种病菌。有人调查，在1克重的指甲垢里竟有38亿个病菌。沾在手和指甲垢里的病菌种类很多，有痢疾、伤寒、肠炎、肝炎、结核、白喉、蛔虫卵、沙眼等30多种病菌、病毒和虫卵。当我们用手指沾口水的时候，就会把手指上的病菌送到嘴里去。再说，扑克牌上也沾有别人用手沾上的口水，也会把别人手上的病菌沾在扑克牌上。这样，扑克牌上的病菌越沾越多，如果把这些病菌带到嘴里去，能不传染病吗？因此，打扑克牌的时候，千万不要用手指沾口水。

　　有些少年儿童打起扑克，一打就是几个小时甚至打到半夜还不睡觉。这样就会影响身体健康。由于睡眠不足，第二天没有精神，因而也会影响学习。因此，打扑克要适可而止，不要影响睡眠和学习。

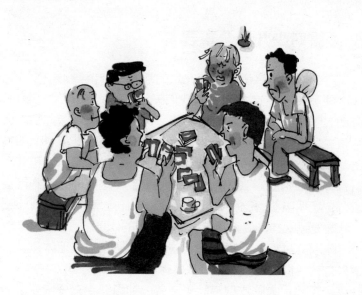

注意睡眠保健康

❖ 睡眠对少儿十分重要

对少年儿童来说，保证充足的睡眠十分重要。一个人为什么要睡觉呢？这是因为：我们无论干什么事情，如学习、劳动、工作、游戏或体育锻炼等，都是由大脑来指挥的。大脑是主导人体一切活动的中枢，大脑皮层是思维和意识的物质基础，它由许许多多的神经细胞组成。当我们学习和劳动时，神经细胞就紧张地工作。时间长了，这些神经细胞就会疲劳，表现出头昏脑胀、反应迟钝、工作效率降低等症状来。这就需要睡眠，以使大脑皮层获得充分的休息。

睡眠的过程，实质上是大脑一种保护性的生理休整，是由兴奋转为抑制的过程，是人体休养生息中必不可少的一环。一夜酣睡后，大脑皮层消除了疲劳，神经细胞充分恢复了能量储备，兴奋和抑制过程均衡，人就感到精力充沛，身心愉快，学习和工作效率大大提高。少年儿童的神经系统耐受力远远不及成年人，十分容易疲劳。如果他们得不到充足的睡眠，大脑休息不够，往往上课注意力不集中，记忆力减退，做作业时常发生差错，甚至头昏脑涨、吃饭不香、消瘦乏力、容易患病。长期如此，不仅影响学习效果，还会妨碍身心健康，不利于正常的发育成长。严重者，可能造成少年神经衰弱的发生。

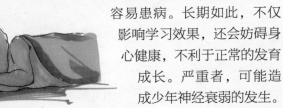

❖ 少年儿童每天睡多少时间为适当呢？

一般来说，年龄越小、体质越差的少年儿童需要睡眠的时间就越多。作为普通体质的小学生，每天需保证睡9～10小时，初中学生每天宜睡9小时左右，逢年过节，晚上看电影或电视时都不宜太晚，以免减少少儿的睡眠时间。当然，睡眠的好坏并不仅仅局限于时间的长短，还与睡眠的深度有关。深沉而充分的睡眠，是促进少年儿童健康成长的重要保证。

❖ 睡觉时枕头不宜太高

睡觉时把头部枕得稍高一点可以减少头部充血，防止由于睡眠时头部过低造成的眼皮浮肿、头昏脑涨等现象发生，这是符合正常生理卫生要求的。但并不是枕头越高越好，常说的"高枕无忧"这句成语，是有一定的限度的，枕头太高只能是"过犹不及"。我们知道：人睡觉的目的之一，是让全身肌肉放松，消除疲劳。如果枕头过高，颈部的肌肉就不能自然放松，靠枕头一侧的肌肉被拉得很长，另一侧又被压挤得很紧。两边的肌肉用力不均衡，容易发生扭伤现象。待到一觉睡醒过来，感到颈脖痛、头疼，连扭头、抬头和低头都困难，这就是常称的"落枕"。

另外，人睡着后，内脏器官的活动相应减少，心脏跳动和肺呼吸变慢。如果枕头过高，心脏向头部供血就费力，呼吸也不自然，加重了心脏的负担。所以枕头太高，对人体有弊无利。

一般说来，用肩部到颈部之间的长短来初步确定枕头的高度较为适宜。再经过少年儿童自己试睡并调整几个晚上，便可得到一个适当的枕高数据。

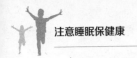
❖ 婴幼儿闹瞌睡受恐吓影响心理健康

在日常生活中，有些孩子由于种种原因，不容易入睡，甚至闹瞌睡是常有的事。但是，有些年轻的父母为了让孩子赶快入睡，用不睡觉就打针、吃药，乃至妖魔鬼怪等语言，进行恐吓孩子。殊不知，这样容易使孩子产生恐惧心理（胆小），进而影响心理健康。

这是因为：幼儿的神经系统尚未发育成熟，对任何比喻和故事都信以为真。当听到恐怖可怕的事，神经系统会受到强烈刺激，不仅难以入睡，就是入睡也是噩梦不断，容易梦中惊醒、惊叫，大脑也得不到很好的休息。如果长期这样下去，会因恐吓、刺激形成恐惧心理，进而变为恶性条件反射。

❖ 婴幼儿和衣而睡影响循环

在日常生活中，有不少家长因担心孩子受凉，往往让他们和衣而睡。其实，这是一种不利于孩子发育和健康的做法。

这是因为：孩子和衣而睡，因衣服紧裹身体，妨碍全身的松弛，进而影响呼吸和血液循环，如果血液循环不畅，孩子反而易受凉感冒。

❖ 婴儿睡觉开灯引起发育迟缓

在现实生活中，夜间照顾婴儿是很辛苦的事。例如：喂奶、把尿、换尿布等，有些年轻的父母为了图方便，经常是整夜开着灯，室内光亮如昼。殊不知，这种做法，不仅浪费电，而且对身体健康也是有害的。

研究表明，长期在灯光下睡眠，会扰乱人体生物钟，对孩子的影响尤甚。一是会使婴儿入睡不踏实、易醒、容易疲劳。二是婴儿正处在生长发育阶段，长期开灯睡觉，能引起婴儿钙吸收减少而造成发育迟缓。三是婴儿长期平躺在床上看灯，易造成眼的直视与斜视。

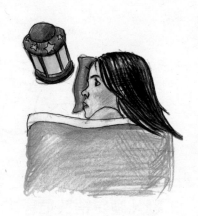

❖ 婴幼儿通宵使用电热毯易脱水

在寒冷季节，有不少年轻的家长为了让小儿睡得更暖和，通宵使用电热毯。其实，这种做法，对孩子的健康不利。

这是因为：电热毯的加热速度较快，温度也非常高，婴幼儿对温度是很敏感的，既不能过热，又不能过冷，长时间使用电热毯，被窝里的温度上升较高，会使婴幼儿失水量增多，婴幼儿可出现哭声嘶哑、烦躁不安等轻度脱水现象。

❖ 婴儿仰睡容颜更美

美国医生哈洛德·尤金指出，婴儿睡眠的姿势，对后天的

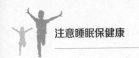
容颜有较大的影响。

尤金医生经过大量观察发现，以仰睡为主要睡姿的婴儿，绝大多数五官端正，脸部美丽俊秀。如果婴儿经常俯卧、头部侧睡，则他们的脸颊大多发生变形，牙齿歪斜，鼻子也不美。为此，专家们呼吁：年轻的妈妈们一定要注意自己宝宝的睡姿，想尽办法让孩子多仰睡，塑造、养育出一个漂亮的孩子。

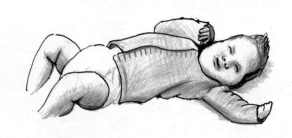

❖ 婴儿睡觉捂头危害大

在寒冷季节，有的家长生怕小儿受冻，睡眠时把婴儿捂盖在母亲的被窝里。其实，把孩子捂盖起来，反而会害了孩子，全国每年发生这样的悲剧不少，请年轻父母千万注意。

这是因为：捂盖过严，产热大于散热，被窝里的温度越来越高，婴儿为了调节体温而大量出汗，结果造成严重脱水，发生循环衰竭，时间久了，就会发生缺氧。从而，会造成脑缺氧性损伤。轻者留有不同程度的后遗症；重者可因严重缺氧窒息，死在被窝里。

据研究，急性脑缺氧时，一方面迅速发生脑水肿，另一方面会使孩子发生惊觉。研究证明，在惊觉时，氧消耗比正常情况下要多得多。因此，形成供不应求的局面，这就使原来就缺氧的情况更加恶化。惊觉持续30～60分钟，脑就可能发生缺血性损伤，脑组织变性软化坏死。脑组织是不能再生的，一旦发生损伤，会造成永久性的功能障碍，如语言不清、智力低下、呆傻、瘫痪等。

❖ 小儿含食睡觉可患龋齿

在现实生活中，有的家长为了让孩子早点入睡，就给孩子食物吃，甚至让孩子含着食物睡觉。其实，从口腔学保健的角度讲，不利于保护小儿的牙齿健康。

这是因为：儿童口腔学临床研究已证明，"虫牙"（龋齿）是小儿时期最多见的牙病。尤其是乳牙的龋齿，发病率高，其发展速度比成人快。研究分析认为，一是乳牙的髓腔大，其外层硬组织较薄，一旦发生龋牙，很容易穿通牙髓，会引起牙髓炎症和根尖组织的感染，可以诱发颌骨髓炎或颌周蜂窝织炎等严重疾患。二是"虫牙"发病有多种因素，但口腔的细菌与食物仍是"虫牙"发生的主要条件和因素。口腔的乳酸杆菌作用于口腔食物残屑的糖类而产生酸，酸使牙齿的釉质脱钙，随后使牙齿的有机物破坏而发生龋洞。三是小儿不良卫生习惯如吃零食，甚至含着食物睡觉，直接促进了乳酸杆菌的增生，口腔酸度的增高，可以促成"虫牙"的形成。

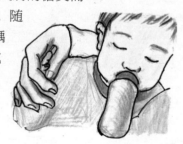

❖ 儿童被动看电视会对睡眠产生不良影响

芬兰研究人员发现，为成年人拍摄的电视节目如时事新闻和涉及犯罪的连续剧等节目，会对儿童睡眠产生不良影响。

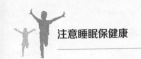

为研究电视节目对儿童睡眠的影响，芬兰赫尔辛基大学的研究人员向3座城市的321位家长进行了问卷调查，以了解他们5～6岁子女的相关情况。研究人员发现，这些儿童平均每天主动和被动地看电视的时间均分别为1.4小时左右，不论主动还是被动地看电视，都会缩短他们的睡眠时间。不仅如此，这些儿童看成人电视节目以后，往往会造成"很难入睡"。此外，独自看电视的儿童，也会出现睡眠障碍。研究人员指出，那些就寝时间还在看电视的儿童"通常有比较严重的睡眠问题，特别是睡眠习惯紊乱和白天嗜睡"。

儿童避免被动地看电视，限制看成人电视节目，更不要在就寝时间看电视。

❖ 5岁以下小儿与父母同睡益健康

大家以为多大和父母分开睡合适？

伦敦儿童心理健康中心的教育主管玛戈特·桑德兰指出，这种被称为"睡"的做法，会让孩子在成年以后成为一个平静而健康的人。一般情况下，英国父母在孩子出生几周后就会让他们单独睡觉，但桑德兰认为，这种做法是有害的，因为与父母的分离会让孩子身体中释放的应激激素水平上升。

这一发现是建立在过去20年来对儿童脑部发育方面所取得的最新研究成果的基础之上。还参考了儿童在特定环境下的脑部扫描图。比如，3年前的一项神经学的研究表明，与父母分离的孩子与承受着身体上疼痛的孩子有着类似的脑部活动。世界各地的研究也显示，让5岁以下的孩子与父母同睡，会使孩子受益无穷。对5岁以下的孩子而言，与父母分开睡会导致他们产生焦虑情绪，并会影响到他们以后的生活，而与父母同睡却可以消除这样的焦虑。

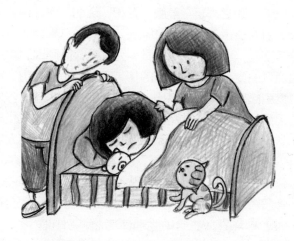

❖ 母亲搂抱着婴儿入睡不利健康

在现实生活中，多数母亲习惯于搂抱着孩子或贴着孩子的脸蛋入睡。其实，这种做法，对婴儿的健康不利。

这是因为：母亲身体的热量多，搂着孩子睡觉，容易使孩子出汗，被窝一旦漏风，孩子就会受凉；从孩子的角度讲，孩子被母亲搂着睡觉，姿势单一，不利于血液循环。另一方面，孩子一旦养成了被人搂抱睡觉的习惯，非如此就难以入眠，就会给母亲带来诸多的麻烦。

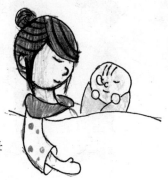

❖ 小儿睡软床影响生长发育

有些婴幼儿睡上弹簧床、席梦思，总是觉得在这样的条

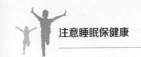

件和环境下，睡觉才感觉舒服、暖和。切切实实地说，睡软床虽舒服，但对孩子的生长发育不利。

这是因为：一是在软床睡觉，尤其是仰卧睡时，增加了脊柱的生理弯曲度，使脊柱附近的韧带和关节负担过重，时间长了，容易引起腰部不适和疼痛。二是床铺过软也容易养成蒙被睡觉的习惯，时间一长被窝里的氧气越来越少，二氧化碳越积越多。从而，导致机体缺氧和二氧化碳蓄积，容易使人感到的胸闷、气急、有的还出现噩梦、惊叫等现象，使大脑得不到充分休息，第二天起床后，感到四肢无力，头昏脑胀。三是儿童的骨筋骨质较软，可塑性很大，如果长期睡软床，就会有碍脊柱的生长，破坏脊柱正常的生理性弯曲，引起驼背、脊柱侧弯曲、畸形或腰肌劳损，影响生长发育。所以，小儿应忌睡软床。

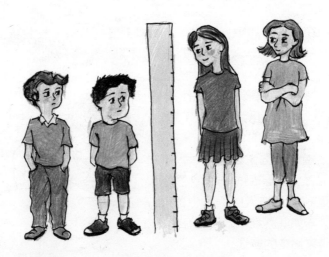

❖ 孩子睡在大人中间易缺氧

在现实生活中，有不少年轻父母生怕孩子晚上睡觉时受凉，总是喜欢把孩子放在大人中间。殊不知，这种睡眠法对孩子的健康是有害的。

这是因为：在人体中，脑组织的耗氧量最大。一般情况下，成人脑组织的耗氧量占全身耗氧量的1/5。孩子越小，脑耗氧量占全身耗氧量的比例也越大，婴幼儿可高达1/2。孩子睡在中间，父母排出的"废气"双管齐下，就会使孩子的面部处于一个供氧不足而二氧化碳蓄积的小环境里，使婴孩出现睡不安稳、做噩梦或半夜哭闹等现象，妨碍孩子的正常生长和发育。同时，孩子睡在父母的中间，两人中的任何一个不小心，压了孩子就不得了。

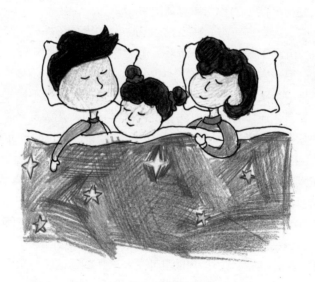

❖ 儿童与父母分床过晚有弊端

儿童长到5岁时，应与父母分床，否则既不卫生，又有许多弊端。这是因为：在社会上，父母的活动范围较之孩子来说，不仅广而且多，携带各种病菌的机会也较多。由于成人抵

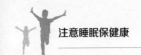

抗力较强，感染上或携带病菌后，不一定发病。在日常生活中，如果父母和孩子睡在一个被窝里，很容易将病菌传染给孩子，小孩子的抵抗力较弱，容易患这样或那样的疾病。一方面既加重了孩子的依赖心理，也给家长带来诸多的不便，另一方面家长的举止言谈，有许多会给孩子带来负面影响。

❖ 儿童适时睡眠有利智力发育

医学研究证实，智力发育离不开微量元素锌的参与，锌元素总是在睡眠中进行转化和吸收的。所以，保证孩子的充足睡眠，有利于孩子的智力和身体的发育。

这是因为：一方面在日常生活中，如果孩子养成了晚睡的习惯，沉溺于电视或电子游戏，就会影响体内细胞对锌元素的吸收；另一方面儿童缺锌，不仅会影响智力发育，还会导致生长停滞、个头矮小、贫血、肝脾大、生殖器官发育不良等，情况严重者，还可导致白血病。现代医学认为，儿童身高除了遗传、营养、锻炼等因素外，与生长激素的分泌也有一定的关系。科学研究发现，生长激素的分泌有其特定的节奏和规律，即在人入睡后，才能产生，沉睡14小时后，逐渐进入高峰，以晚上10时至次日凌晨1时为分泌的高峰期，分泌量占总分泌量的20％~40％。如果睡得太晚，对处于正在长身体的儿童来说，身高就会受到影响。因此，10岁以内的儿童在晚上8时前睡觉最为适宜，过半小时即可进入深睡期，这样一来，就不会错过生长激素的分泌高峰期，有利儿童的健康成长。

❖ 睡前责打孩子影响发育

现代儿童心理学研究专家们指出，在日常生活中，忌睡前责打孩子。

这是因为：从心理保健的角度讲，父母在睡前责打孩子，一方面很容易造成孩子的精神高度紧张，另一方面造成孩子长时间难以入睡。由于孩子神经紧张得不到缓解，常会做噩梦、惊叫，吓得大汗淋漓。时间久了，孩子就会对睡觉产生畏惧，造成畸形心理，影响他们的智力发育。

❖ 儿童睡前吃糖果可损害牙齿

在现实生活中，有一些儿童，养成这样一种习惯，在睡觉之前，总要吃一两颗糖，才肯睡觉。其实，这个习惯很不好，对牙齿有很大损坏作用。

这是因为：糖是口腔里的乳酸杆菌以生存繁殖的养料。在细菌新陈代谢过程中，又不断产生乳酸，它能腐蚀牙齿，形成蛀洞。儿童白天吃糖，一方面白天有许多唾液分泌；另一方面白天吃完东西后，还要经常喝水，起到了一种漱口的作用，可以把附着在牙齿上的糖分冲洗掉。在晚上睡觉之前，与白天相比，情况大不相同，人的各个器官大多休息了，唾液分泌减少，也不喝水漱口，如果儿童吃糖，很容易发生龋齿。所以，为了保护儿童的牙齿，在临睡前不宜吃糖果。

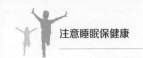

❖ 儿童睡懒觉会使记忆力减退

在日常生活中，有的家长经常让儿童睡懒觉，认为睡多了长肉、长劲，有助于身体的发育。实际上，儿童睡懒觉长胖一些，对脑子可是没有好处。

这是因为：研究表明，初中学生每日睡眠9小时即可，小学生以10小时为宜。人在睡眠时，大脑的睡眠中枢处于极度的兴奋状态，其他中枢则处于抑制状态。长时间睡眠，睡眠中枢会因此而发生疲劳，其他中枢系统由于长时间受到抑制，恢复活动的时间，也会相应缓慢些。所以，睡了懒觉的人，起床后昏昏沉沉、无精打采。长时间的这种状态，可能引起大脑功能障碍，出现理解能力下降，记忆力减退，学习成绩下降等问题。

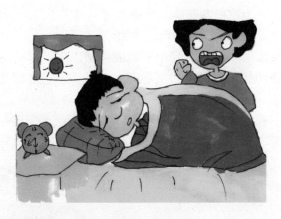

❖ 儿童睡觉滥点蚊香危害健康

夏季，气候炎热，蚊子较多，儿童睡觉忌滥用蚊香。其主要原因为：目前，我国生产的蚊香大体可以分为三类：普通蚊香、无烟蚊香和电热驱蚊片。即使是当前认为合格的蚊香，在点燃后，也会造成居室环境污染。粗制滥造的蚊香点燃后，室内的污染物，可增加到原来的90多倍，燃烧时可释放致癌物质。

现研究已证明，点燃的时间越长，危害也越大。如果晚上睡觉整夜点着蚊香，对身体各个器官发育还不健全、排毒功能大大低于成年人的儿童来说，危害是很大的。所以，儿童睡觉忌滥点蚊香。

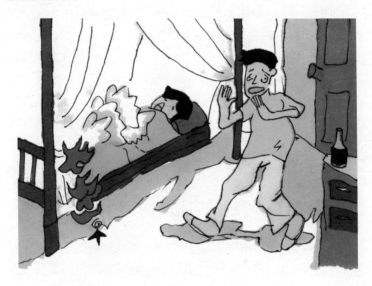

❖ 做梦并不奇怪

有的少年儿童对自己睡着后做梦不能理解，尤其是一场噩梦醒来，吓得胆战心慌感到可怕。

其实，做梦并不奇怪，没有一个人不做梦，就连婴儿也会做梦。据生理学家统计，人睡着后大约五分之一的时间在做梦。人为什么会做梦呢？

在睡觉的时候，即使睡得十分深沉，人体和周围环境也并

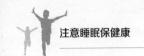

非完全隔绝。外界的一些刺激仍然能通过感觉系统传入大脑，唤起大脑中某些有关的细胞群"觉醒"，而引出梦境来。例如：睡着后，双脚露在被子外迅速感受到寒冷，就可能梦见参观大瀑布；室内放着鲜花，就可能梦见走进了花园……

人身体内部的刺激传到大脑皮层，也能引起做梦。例如：睡着后，膀胱胀满想小便，就会在梦中到处找厕所；咽喉疼痛，就会梦见自己在吃辣椒。

古语说："日有所思，夜有所梦。"白天遇见什么人或做了什么事，在大脑皮层遗留下各种印象，夜晚睡觉时也可做出梦来。甚至白天仅只想了一下的事情，晚上也可能在梦境中出现。例如：有人梦见多年不见的好朋友，梦见去世很久的祖父母，梦见自己经过努力考试得了一百分……，凡是本人的回忆、愿望、想象、思念、忧虑等精神活动，都有可能作为"痕迹"在大脑中保存很久，从而导致梦幻的发生。明白这个道理，少年儿童对自己做梦就不应该感到奇怪和恐慌了。

❖ 减轻睡觉打呼噜的办法

在学校集体宿舍里，睡觉打呼噜会影响别的同学睡觉，打呼噜的人常常为此深感内疚。其实，注意一下睡觉的姿势，改正某些不良习惯是有可能减轻呼噜声的。

从医学上解释，呼噜的声音（俗称鼾声），是呼吸气流震动而发出来的。睡觉打呼噜的人，往往有张开嘴巴呼吸的习惯。空气没有经过鼻腔的过滤就直接进入咽喉、气管，这样不但影响呼吸卫生，而且气流震动较大，容易引起鼾声大作。有的人因为患有鼻炎、鼻甲肥大、鼻息肉或咽喉有病，空气进出不流畅，只得用嘴代替鼻子呼吸，也能发出呼噜声来。

打呼噜还常与睡眠的姿势有关。仰卧时，下颌在重力作用下呈张开状态，口腔里的悬雍垂（小舌头）向下退缩，阻塞了呼气通道。人呼吸时，在冲破这种障碍之际，就会发出呼噜声来。如果枕头过高，可能挤压咽喉腔，将使鼾声更大。

　　如果纠正用嘴巴呼吸的不良习惯，注意用鼻腔呼吸，睡觉时侧卧，调整枕头的高低，是可以减轻呼噜声的。对于有鼻腔、咽喉疾病的学生，要及时进行彻底治疗，从根本上着手，方能防止打鼾。

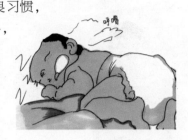

❖ 正确对待少儿睡觉盗汗

　　少年儿童睡着时，常有汗液"偷偷地"溜出皮肤外，一夜连出几次，甚至湿透衣服，医学上称为"盗汗"。这种盗汗，不论在冷季或热天都可能发生，常见于体质较虚弱的少年。

　　汗是皮肤汗腺分泌出来的液体，汗腺是一种排泄器官，它受交感神经管理。一旦神经受到内外因素的刺激，或发生不稳定状态时，便会出汗。

　　如果少年儿童患有结核病、佝偻病、麻疹、流感和其他一些疾病后，细菌或病毒产生一些毒素，刺激神经，就会出现盗汗，但这种情况实际上不多见。大部分盗汗的少年儿童并没有任何病变，其中的原因是他们的神经系统发育不全，睡眠时抑制功能失调，引起神经管理产生"松懈"现象所致。

　　少年儿童盗汗会损失某些养分，消耗热量，而且盗汗会浸湿衣衫，容易发生感冒，对健康不利。那么，如何正确处理这种盗汗现象呢？首先，应弄清楚少年儿童盗汗的具体原因，检查是否患有疾病。如果有病，则应紧抓治疗，治本求

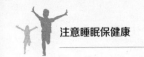
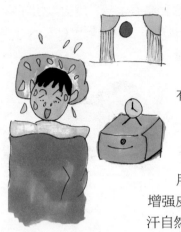

源，有的放矢。对于这类病症，中药有一定疗效，也可试试新针疗法。如果少年儿童的食欲、神态和睡眠都正常，又没有疾病，那就不必过虑。在少儿盗汗时用干毛巾及时揩干，换上干衣服。平常，让他们进行适当的体育锻炼，多晒太阳，用温水擦身，加强各种营养，以增强皮肤和汗腺的神经管理功能，盗汗自然就会逐渐减少，甚至消失。

❖ 临睡前须注意的六个问题

为了保证睡眠的质量和效果，使睡眠更深更熟，少年儿童临睡前应注意六个具体问题：

（1）睡前不宜兴奋。睡眠是大脑神经细胞由兴奋转为抑制的过程。如果睡前过于兴奋，势必影响抑制过程，表现出入睡难或者睡后多梦，使大脑得不到充分的休息。因此，睡前半小时不能做剧烈活动（包括体育运动和劳动），不宜大声喧闹，尽早停止娱乐活动，看电视或电影不要太晚。出自同样的道理，学生临睡前不宜看书用脑，要尽量避免思考难题，不要听惊险的故事，不要牵挂别的事情或者想入非非，以免大脑皮层呈持续兴奋状况。另外，浓茶、咖啡等饮料具有兴奋性和刺激性，睡前不宜饮服。

（2）睡前不吃东西。有些少年儿童临睡前总想吃些东西，俗话叫"吃压床食"，这是一种不良的习惯，要赶快纠正过来。

人体在睡眠的时候，大脑神经细胞处于休息状态，消化系统的活动减慢下来。如果睡前吃东西，特别是吃油腻食物，或者吃得太饱，将会增加胃肠的负担，造成消化不良，长期下去容易得胃病；由于胃内装有食物，将横膈肌向上抬，使胸部受压，人躺在床上会感到呼吸不适；吃了东西就睡觉，食物残渣留在口腔，可能诱使口臭产生，甚至发生龋齿。古人说"胃不和，则寐不安"，睡前吃东西会妨碍睡眠，往往引起多梦，或者说梦话，发梦魇。

（3）睡前刷牙洗脸。人们往往注意早晨刷牙，不重视晚上刷牙，其实后者比前者更为重要。由于夜晚时间很长，睡后人体各种功能减慢，防御力下降，牙缝里留下的食物残渣经细菌分解，腐蚀牙齿的机会比白天多得多。如果少年儿童睡前刷刷牙，消除牙缝里的食物残渣，避免牙齿受到腐蚀，可以保证口腔近十个小时的清洁卫生，是很重要的。

睡前洗手洗脸，可以清洁面部和手掌的皮肤，促进头面部及上肢的血液循环；对大脑皮层是一种温和的刺激，对入睡有一定的帮助。

（4）睡前洗脚好处多。少年儿童新陈代谢旺盛，好动好玩，所以脚汗较多，再加上穿鞋袜覆盖，很容易产生臭味，使足部不卫生。睡觉前洗一个温水脚，可以清洗灰尘与汗液，消除脚臭，减少真菌感染的机会，还有利于保持被褥床单的清洁。

同时，临睡前洗温水脚，可以促进下肢血液循环，消除因一天的劳累而产生的下肢沉重感，有利于恢复体力。

再者，用温热水泡脚是一种柔和的良性刺激，对大脑皮层起着缓和作用，能促进少儿迅速入睡，睡得更深更熟。有人作过试验：临睡前洗温水脚的学生比未洗脚的学生入睡时间明显缩短，而且夜间做梦的次数也相对减少。

此外，冬季临睡前用温水泡脚，对经过一天紧张上课和做作业之后的学生来说，可以起到预防冻疮、治疗冻疮的作用。

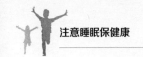
（5）睡前应开窗。人在睡眠时也需要充足的氧气来维持身体代谢的需要。睡前打开窗户通风，保证室内空气新鲜，能使少年儿童入睡迅速而深沉。如果家里有煤炉，就更要开窗，让清洁的空气流入，换出带毒的气体，以防煤气中毒和窒息事故。

在三九严寒的时节，不便长时间地开窗，就要多设置几个通气孔道，以保证正常的气体交换。

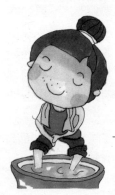

（6）睡前宜少饮水，解小便后再睡。少年儿童中枢神经的管理能力较差。如果睡前饮水量多，或吃了含水分较多的食品（如西瓜、稀饭），很有可能发生尿床的现象。即使没有尿床，出于膀胱充盈，不断向大脑皮层传送信号，睡觉也会不安神，一个劲地做梦。半夜起来小便的次数多了，既打扰了睡眠，又容易受凉感冒。因此，睡前宜少饮水，小便后再上床。

运动健身有益处

❖ 体力活动会累坏孩子吗?

　　一定的体力劳动会累坏孩子吗? 回答是否定的。从医学角度讲，合理的体力活动，不但不会累坏孩子，而且对增加孩子的体质大有好处。

　　人的各种日常活动，特别是维持最基本的生命活动，都需要能量。体力活动，尤其是体育锻炼时，短时间内体内能量的消耗确实是很大的，它对肌肉发育还比较细弱的儿童来说，也确会感到疲劳无力。但是，儿童少年在稍稍休息之后，身体会感到轻松和有力，再重复前一天的体育锻炼就不感到疲劳了。进行主动的、循序渐进的体力劳动和体育锻炼，不但不会累坏孩子，反而会起到用劲长劲的效果。所以，儿童少年上学时走走路，或者在路上跑跑、跳一跳，完全是一件好事，家长不可过分担心。相反孩子连上学的路都需要父母代劳，久而久之，肌肉会出现适应性能量储备减少，肌纤维没有力量，这种儿童少年由于缺乏锻炼，才极易产生疲劳。

❖ 宜锻炼智力开发

　　一个人的观察力、记忆力、想象力、思考力、判断力等，往往就是一个人智力高低的具体体现。而这些心理素质并不是天生就有的，而是在掌握人类知识经验和从事实践活动中发展起来的。锻炼是孩子们一项重要的实践活动，不但能锻炼身

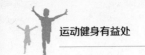

体，而且也提高了孩子的心理素质，因而也就提高了智力。

实验证明，锻炼有助于开发大脑的功能，并且提高大脑的结构与功能。运动能为大脑提供更多的血氧，大脑细胞非常娇嫩，耗能耗氧量极大，锻炼时呼吸加强加深，吸入的空气自然就多，同时代谢水平提高，给大脑提供的能源物质和氧气充足，确保其功能需要。

❖ 想长个子宜适度锻炼

身高、体重指标可反映少儿生长发育状况，受遗传决定，后天因素影响较小。后天因素包括营养、锻炼、环境、种族、地域、睡眠、心理、内分泌、生活习惯、近亲婚配、医学进步、性成熟早晚等，控制身高的激素主要是生长激素、黄体激素和性激素三种。实验证明，进行中等强度的锻炼4分钟，脑垂体分泌的生长激素就比安静时多2倍。锻炼保证睡得更深沉。科学家通过监测发现，儿童沉睡时，体内的生长激素、黄体激素、性激素和催乳素的分泌量极旺盛，尤其是生长激素达到高峰，是白天的5~7倍。

人体身高的增长，决定于下肢骨和脊柱的增长，以长骨的增长尤为重要。所以说，高个子就是长在腿上。下肢长度在出生时仅为身长的1/4，而成人则为身高的1/2。细胞增殖需要大量血液提供营养，而体育锻炼能促进全身血液循环加快，流向长骨两端长骨长得更快。所以，在没有完全骨化前，加强锻炼，可使个子长得更高。

锻炼多在室外进行，室外阳光充足。物理学家发现七色光（红、橙、黄、绿、青、蓝、紫）的外面还有许多看不见的光线，它们占阳光的50%~70%。阳光里的红外线和紫外线含量丰富，尤其是夏天太阳距地球越来越近，其含量亦增多。红外线波长短，穿透力强，含热量多，能给皮肤均匀加温，促使血管扩张，血流加快，软骨增殖提供充足的血氧。紫外线能使人体皮肤中的一种物质变成维生素D，维生素D进入血液能促使胃肠对钙、磷物质的吸收，给骨的生长发育提供更丰富的制骨原料。室外进行锻炼，呼吸新鲜空气，能获得更多的"空气维生素"。既有助于少儿长高，又能提高机体的功能和健康水平。这就是室外锻炼或日光、空气浴健身的特殊功效之一。

❖ 减肥宜锻炼

减肥即是减少人体多余的脂肪，方法就是锻炼与适度节食相结合。对于越来越多的小胖墩来说，想减肥就要赶快动起来，还要管好自己的嘴巴。

锻炼能减肥，主要理由有三点：①减少体脂，增加肌肉。锻炼时，肌肉组织的代谢极其旺盛，耗能量最多。肌肉总量减少，能量蓄积多了人就发胖。②缩小体脂细胞体积。这是肥胖者身体臃肿的根本原因所在。③消耗热量。研究证明，热量消耗不仅在运动中，运动后15小时内与不运动者相比仍多消耗热量12%~30%。

❖ 儿童运动量忌过大

国外的研究表明，少年运动员伤病暴发的主要原因是这些孩子在年纪很小的时候就开始专门进行一个运动项目的训练，并且这种训练是常年不间断的。孩子们的运动量已经超过了他们所能承受的范围。美国波士顿儿童医院运动医学部的医生说，25年前，他们的病人里只有10%是由于训练过量而受伤，大多数孩子的症状是骨折和外伤，而现在运动过且受伤的比例则高达70%。

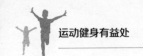

❖ 小区健身器材儿童不宜使用

许多社区里都出现了大量公益性健身器材，但许多居民都不知道：小区内健身器材儿童不宜使用。公共健身器材对安全要求很高。比如，目前普及的"太空担步器"，按照其两脚间规格，明显是只适合成人使用的，很多青少年把它当成了玩具，儿童使用健身器材不当甚至出现了重伤、残疾的现象。小区里的健身器材原则上是给中老年人配备的，目前还没有安装适合儿童的健身器材。因此，"小区内健身器材儿童不宜使用"是有道理的。

❖ 抓紧早晨时间锻炼身体

经过一夜睡眠，人体的大脑神经细胞处于抑制状面已得到了充足的休整，早晨起床后进行一些必要的体育锻炼活动，能够使大脑神经细胞从安静和抑制状态转入兴奋的状态，呼吸系统、消化系统、血液循环系统都开始振作工作起来，在身体功能方面为一天的学习、工作和生活作好良好的准备。

清早空气清新，混杂的灰尘及杂质少。这时进行体育活动，吸进充足氧气、排出二氧化碳，对心肺和血液循环都有很大的益处，长期如此坚持锻炼，对增强体质十分有利。

经常参加早晨的体育锻炼，还易养成早起床的好习惯，克服睡懒觉的坏现象。早锻炼的目的是启动身体各部分的功能活动，为一天的学习和工作打下基础，所以运动量不要过大，时间不要太长，20分钟左右就够了。

❖ 充分利用阳光进行锻炼

利用阳光进行锻炼，对学生们健康成长很有意义。阳光是红外线、紫外线和可见光线（红、橙、黄、绿、青、蓝、紫七色光线）三大类组成。红外线具有一定的热量，对人体皮肤能产生一种温热的刺激使毛细血管扩张，血流加快，白细胞增多，促进新陈代谢，从而提高皮肤和全身的抗病能力。同时，常晒太阳，有助于增强我们对不同气温的适应能力。

常晒太阳能帮助少年儿童的骨骼充分发育成长，紫外线能刺激人体的造血功能，使血液中红细胞增多，还可使皮肤表皮变黑增厚，增强对外界机械或化学损伤的防御能力，此外，科学证明紫外线具有很强的杀菌能力，这对少年儿童预防疾病十分有帮助。

健康的少年儿童在阳光下锻炼，也不要曝晒过久，特别是在夏季，在直射阳光下的活动不宜超过30分钟，而且尽量避免曝晒头部，谨防发生中暑。

❖ 小学生宜上好体育课

体育课是小学生学校锻炼的基本组织形式，通过体育课以增强学生体质，并掌握体育的知识和技能。小学生体育课的运动量可以简单的脉搏数判断，我国学生体育课脉搏数平均为每分钟125～155次。日本提出小学生体育课脉搏数每分钟130次。

小学生课外活动主要是早操和课间操。早操可调动学生机体功能、消除睡眠时的大脑皮层抑制，有利于提高学习效率，尚可增强防病能力。课间操的作用与早操相似，尤其是消除课间疲劳的作用明显。

❖ 少儿适宜练习的项目

（1）跑跳类的练习。这类练习能较全面影响身体各器官

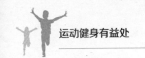

功能，促进生长发育，但跑时要注意强度不要太大，也就是速度不要过快，因为少儿对缺氧的耐受能力较差，因此短跑时距离可短些，长跑时速度宜慢些，主要为了活动身体和发展奔跑能力。跳跃类的练习既有趣味，又是发展下肢力量及灵巧协调的好手段。

（2）球类运动。这是少儿喜爱的运动项目，少儿时期是发展灵巧协调的良好时期，球类运动有益于发展灵巧协调反应。在球类运动中不要追求正规训练的运动量，而主要是通过大量的各种基本动作技术及配合等基本技能练习，发展协调灵巧能力。

（3）游戏和体操。游戏是发展儿童判断反应和灵巧的好手段，也有益儿童智力的发展，可将各种运动基本动作编进游戏中去，让孩子在欢快的游戏中发展各项素质及各种运动能力。体操也是少儿练习的好项目，各种徒手操、团体操以及垫上运动、单双杠等器械体操，都对孩子的身体发展很有益处。

（4）游泳与滑冰。游泳、滑冰和滑雪其作用类似跑步，练习者兴趣高，对身体影响全面，如游泳的锻炼效果比跑步还要大。

❖ 少儿饭后运动容易腹痛

少数少年儿童吃饭后马上去打球、跑步或进行其他体育活动，结果往往引起肚子疼病。这是为什么呢？

首先我们吃完饭后胃里装满了食物，进行上述体育运动会引起肠管震荡，肠系膜受到重力的牵拉，容易造成腰痛发生。其次，运动时骨骼肌的血液供应相应增加，以保证重要器官及时得到能量及氧气。但人体的血量是固定的，需要从内脏器官抽调血量来才能完成，体育活动从而导致内脏血液供应不足，肠道平滑痉挛收缩而引起疾病。第三，有些少年儿童似乎缺乏锻炼，运动起来时呼吸急促，胸腔的负压变小，肝脏血液回流受阻，以致肝脏淤血发生右上腹疼痛的现象。总之，饭后不宜立刻参加体育运动（特别是激烈的比赛），否则既可能引起腹病，又会造成消化不良。一般说，少年儿童宜在吃饭后过1～2小时再进行体育运动。

❖ 剧烈运动后不要立刻坐下

在日常生活中，我们常见到一些少年儿童在剧烈运功（如跑步、打球）后马上停步或者干脆往板凳上一坐，这种习惯不符合体育锻炼的卫生要求，有可能发生意外事故。

剧烈的体育运动必然使得人体的下肢充血。要把下肢充积的血液送回心脏，需要靠腿部的肌肉进行必要的收缩，挤压血管，使血压不断地上升，维持正常的血液循环。如果我们在剧烈运动后立刻站定不动或坐下，下肢腿部肌肉一下放松后，不能挤压血管使血液及时到达心脏。于是，回心脏的血液越来越少，使得心脏无法维持正常的功能，血压猛然下降，人的大脑因缺血供应就可能昏晕过去。

一旦有少年儿童发生这种情况，老师和同学们要立即将他平卧到地上，让腿部血液大量流向心脏，从而保证大脑得到足够的血液供应，情况就能很快好转，并逐步恢复常态。

为了预防这种眩晕现象的发生少年儿童们在剧烈运动后应该继续作一些舒展的动作，同时进行深呼吸，逐渐让周身血液循环恢复到正常，然后才能坐下来休息。

❖ 少儿锻炼时的宜与忌

（1）少儿锻炼方法宜多样化。时间不宜过长，练习中宜安排一些短时间的休息。

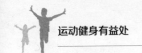

（2）少儿的可塑性很强，无论是正确或是错误的动作都容易形成习惯。因此，必须注意动作的规范化。

（3）对于少儿而言，身体的全面发展是至关重要的。

（4）剧烈运动后，少儿一般喜欢吃冷食或喝冷饮，这将刺激胃肠的血管突然收缩，引起功能紊乱；同时会刺激喉部，产生发炎等不适感觉。剧烈运动后也不宜大量饮水，大量饮水将影响恢复的过程，还会给身体带来一定危害。

（5）少儿锻炼后的营养补充也很重要，糖、维生素、蛋白质等都需要补充。

合理饮食促健康

❖ 不要这样吃鸡蛋

　　鸡蛋是一种高蛋白、高脂肪、高维生素和高无机盐的营养佳品。小儿常吃鸡蛋，对身体发育和智力发育都是非常有益的。鸡蛋的做法很多，以煮鸡蛋、蒸鸡蛋羹、炒鸡蛋、蛋花汤为最好，尤其是嫩蛋羹、蛋花汤极易消化，很适合小儿食用，这两种方法既能灭菌，又能破坏抗生物素蛋白。

　　注意以下几种不适宜的吃法：

　　（1）煮鸡蛋不宜不熟或过熟。给小儿吃煮鸡蛋时，要掌握好时间，一般以煮沸后8分钟左右最为适宜。因为煮得不熟，鸡蛋中的抗生物素蛋白不能被破坏，影响机体对生物素的吸收，易引起生物素缺乏症，发生疲倦、食欲下降、肌肉疼痛，甚至毛发脱落，皮炎等。也不利于消灭蛋中的细菌和寄生虫。如果煮得太老也不好，由于煮沸时间长，蛋白质的结构变得紧密，不易和胃液接触，因此难以消化。小儿多吃了未被消化的蛋白质，易在胃肠道产气，出现打嗝、烦躁不安等。

　　（2）煎鸡蛋及炸鸡蛋不适合小儿。因为在做煎鸡蛋和炸鸡蛋时，蛋被油包住，高温的油还可以使部分蛋白焦糊，使赖氨酸及其他氨基酸受到破坏，失去营养价值，食用后会在口腔和胃中不易和消化液接触，使消化受到影响。

　　（3）不能一次吃得太多。鸡蛋是富含蛋白质食品，蛋白质是组成生物体的重要成分之一。对正常发育的小儿来说，为了满足新增组织细胞形成的需要，必须保证每日摄入蛋白质的

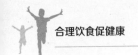

数量大于其消耗量，但过多地食用蛋白质食物，可导致代谢物增多，如肌酐、氨等。这些代谢物大都经过肾脏处理，小儿肾功能发育不够健全，排出代谢物能力有限，蛋白质摄入过多会增加肾脏负担，严重时还可导致高氨血症，因此蛋白质的摄取量要适量。另外，过多的摄入一种蛋白质食物，从营养角度上讲也是不合适的，食物蛋白质在被人体利用合成组织蛋白过程中，需要各种氨基酸，且比例是很严格的，一种蛋白质食物摄入过多，会造成某种氨基酸含量过高或过低，发生氨基酸不平衡，降低氨基酸的利用率，达不到营养的目的。

（4）吃鸡蛋时不要只吃蛋清不吃蛋黄，或只吃蛋黄不吃蛋清。因为在营养方面，吃全蛋是最好的。

❖ 忌在饭前饭后做剧烈运动

好动是孩子的天性，大多数孩子喜欢跑跑跳跳，打打闹闹。但是家长一定要注意，不能让孩子在饭前或饭后做剧烈活动。

剧烈活动，人体会发生一系列不适应性变化，这时大部分血液涌进运动器官，特别是肌肉中，而胃肠血管供血相对减少，同时迷走神经被抑制，使消化液分泌减少，因而胃肠不能很好地工作。所以在饭前不宜进行剧烈运动。至于饭后，因为胃肠里充满了食物，如果此时剧烈活动，就可能把联系胃肠的系膜拉紧，甚至扭转，发生疼痛。强调饭后不宜剧烈活动，并不是禁止活动，如果孩子吃饱饭后让他坐下不动，或立即躺下睡觉，同样不利于孩子健康。建议家长，让孩子在饭后可做轻度适当活动，有利于胃的排空，肠的蠕动，促进消化。

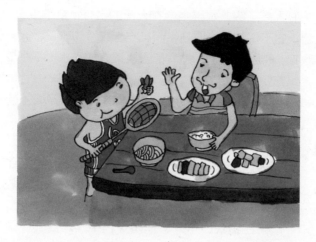

❖ 不要让孩子吃酒心糖

　　酒心糖的味道甘醇，大人小孩都爱吃。成年人吃几块，不仅觉得香甜可口，还能起到一定的益气活血的作用，可是对于未成年的孩子来讲，就不太合适了。因为孩子皮肤表面的血管很丰富，胃黏膜也较娇嫩，吃过酒心糖之后，往往使皮肤血管扩张变粗，胃肠黏膜受到刺激，出现面红目赤、头昏脑涨、咽喉刺痒、咳嗽吐痰、腹部烧灼感，重者，精神不振、昏睡不醒、四肢无力。另外，酒心糖里含有酒精，对孩子稚嫩的身体及各种器官都有不良的刺激作用，对大脑皮质细胞也有损害。同时，经常吃酒心糖，还容易使儿童养成爱喝酒的习惯，既影响孩子的智力，又影响身体的发育，所以不宜让小孩吃。

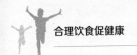

❖ 水果不要带皮吃

一般人都了解，水果中含有大量的水分，是维生素C的重要来源。它不仅营养价值高，而且吃起来香甜可口，大多数人都喜欢吃，特别是孩子，尤其偏爱水果。如吃水果不削皮不符合营养保健要求。

（1）据有关专家研究分析，水果肉质的营养成分越靠近果核含量越高，虽然水果皮中也含有一定量的维生素，但与果内部分相比，是微不足道的。

（2）水果在生长过程中，为了防止病虫害，果农往往要喷洒一些农药，那就会有部分农药渗透并残留在果品表皮起保护作用的蜡质内，即使吃时用水冲洗也很难洗掉。

（3）水果在收获、运输、销售过程中常常受到细菌的污染，尤其是表皮破损的水果。这些污染的细菌不易被水冲洗掉，多多少少总会有些残留在上面。

（4）研究发现，凡是颜色鲜艳的果皮中都含有一种类黄酮的化学物质。类黄酮在人体肠道内经细菌分解后会转化为三羟苯甲酸及阿魏酸，阿魏酸有抑制甲状腺功能的作用。

（5）水果在保存中会使用一些保鲜剂，这对人体是有害的。

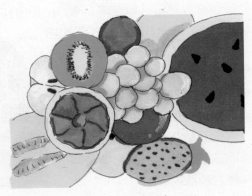

❖ 忌使用油漆筷子

油漆筷子物美价廉，很受欢迎。但是使用这种筷子对健康不利。

因为油漆中含有多种有毒成分，如黄色油漆是以铬酸铅作为调色剂的，铅占颜料总量的64％，白色油漆中含有碳酸铅，绿色油漆是由黄色和蓝色调和而成，棕色则是由红、黄、黑三色混合而成，这些油漆中均含有大量的铅。实际测定表明，用油漆涂刷一遍的物品表面，含铅量便已超过规定的最高限。使用油漆筷子进餐时，脱落的油漆很可能会随同食物一起被吞入而被人体吸收。铅对人体健康的危害极大，尤其是孩子更不宜接触过多的铅。铅被人体摄入后主要与人体细胞中含巯基的酶结合，从而抑制其活性。铅可通过血脑屏障，损害神经系统功能，引起行为偏离和智能障碍，这对于正在生长发育期的孩子来说，显得更为重要。还会影响造血，心血管、内分泌以及肝脏和肾脏的功能，孩子抵抗力差，故容易受到侵害。因此，不要使用油漆筷子进餐，应选用价廉物美的竹筷子，或者符合卫生标准的塑料筷子或木质筷子。

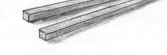

❖ 忌边吃饭边喝水

有的孩子在吃饭时，喜欢边吃饭边喝水，这种习惯不好。因为这样会影响食物的消化吸收，增加胃肠负担，长期下去可导致胃肠道疾病，造成营养素缺乏。

人体口腔有两大消化功能：

（1）通过牙齿和咀嚼肌将食物切割磨碎进行机械性消化。

（2）口腔内唾液腺分泌大量唾液对食物进行化学性分解

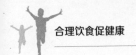
消化。食物经口腔的机械性消化，变成食糜，从口腔进入胃肠进一步消化，吸收食物中的营养素。如果边吃饭、边喝水，水会将唾液冲淡，减少了唾液的消化作用，同时也易使食物未经口腔仔细咀嚼就较快进入胃肠，势必加重胃肠的负担。如喝水过多还会冲淡胃酸，削弱胃液的消化功能。其结果是造成食物营养成分未经充分消化吸收就被排出体外。大量喝水还会使胃充盈，易使人产生饱腹感，从而影响进食量。正确的做法是，在饭前或饭后适当地喝一些营养丰富、味道可口的汤，如肉汤、菜汤、鸡蛋汤等，可起到刺激胃液分泌，促进食欲的作用，尤其在夏天还可以补充消耗掉的盐分和水分，但在就餐时不宜大量喝汤。

❖ 切勿用汤水泡饭吃

有的少儿性格急躁，喜欢用汤水泡饭吃，连汤带饭，三下五除二。很快地吃完，殊不知，这样吃法对健康有害。

吃进口腔里的东西，先经过牙齿嚼碎嚼烂，唾液湿润后变成食团，然后通过食管进入胃肠里进行消化。

如果用汤泡饭，吃进去的饭菜往往是囫囵吞下，没有经过牙齿充分嚼烂和唾液消化，很快地就从口腔咽进胃里，这就给胃增加了许多负担。同时，饭里的汤水较多，会把唾液和胃中的消化液冲淡，致使食物的正常消化过程受到一定影响。如果长期如此，久而久之，不仅妨碍饭菜里的营养物质被充分消化吸收，还可能使自己患上胃病。

那么，怎样喝汤才符合生理卫生的要求呢？少儿可以在吃饭之前，适量地喝几口味道可口的汤，这能刺激胃液分泌，为正式进餐吃饭做好准备。但要注意，切不可喝得太多，过犹不及。在进食过程中如果还想喝汤，则应该将吃进嘴里的饭菜嚼碎嚼烂，待饭菜已经咽下去以后再喝几口汤。这样，就不会影响胃和整个消化器官的正常工作，有益于身体健康。

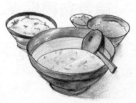

❖ 少年儿童早餐要吃好

学校上午的课程一般安排得比较紧，而且多半是语文、数学等主课。学生们要以充沛的精力去完成学习任务，就必须吃好早餐。

人经过一夜的睡眠休息，前一天食入的食物已全被消化吸收了，胃中十分空虚，此时如不及时补充足量的热量和养分，就不能满足生理上的需要。有些少年儿童对早餐不太重视，总是马马虎虎，匆忙吃一点稀饭或馒头后就到学校去了。结果，常有学生在第三节课时就感到头晕，全身没劲，思想不集中，不想听课和做作业。严重时，因血糖过低而面色苍白、出冷汗，甚至昏倒。

为了保证少年儿童的学习效果和身体健康，应该改善早餐的质量，要吃饱，要吃好。设法增加早餐蛋白质的含量，如添加牛奶、鸡蛋、豆浆等；适当吃些含脂肪的食物，如油条、油饼等；早晨尽量争取吃热的饮食，因为热食能促进食欲，对胃的消化也有辅助作用。

早餐能为新的一天提供热量和养料。这一顿吃好了，打下了物质基础，不仅上午会精力充沛，对提高全天的工作效率也有帮助。少年儿童一定要吃好早餐。

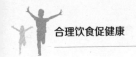

❖ 偏食有害健康

　　人体需要的营养物质主要有蛋白质、脂肪、糖、矿物质、维生素和水等。少年儿童正处在生长发育阶段，需要的这些营养物质应该比成年人多。如果饮食中缺少某些营养素，将对身心发育产生不良后果。例如：缺铁可引起贫血，缺钙可影响骨骼和牙齿的生长，缺乏维生素A可发生夜盲，缺乏维生素B可患脚气，缺乏维生素C会引起牙龈出血……

　　上述这些营养素分散在各种食物里，只有平时的主食和副食品种多样化才能吸收到多方面养料。如果少年儿童有偏食的习惯，只喜欢吃几种食物，其他一律不吃，就不能充分吸收多种营养素，造成人体缺乏一些必需的养料，势必影响身体的健康发育。

　　少年儿童要纠正偏食的习惯，必须保持旺盛的食欲。最适当的方法是不吃零食，增加活动量，注意科学的进食方法。如果长期不想吃东西，则应去医院检查一下，看是否患有疾病，有的放矢地进行治疗。

❖ 吃零食不利少儿健康

　　我们常常看到一些少年儿童手拿零食，吃个不停。

　　人吃东西要靠胃肠去消化，而胃肠不能一天到晚地工作，也需要按时休息。我们平时吃一顿饭，食物在胃里消化4小时左右，然后送进肠子里进一步消化吸收。胃肠得到休息调整后，准备迎接下一顿饭的到来。如果零零碎碎地总是吃东西，胃肠就得不停地工作，不断地分泌出消化液来，致使胃肠道负担过重。时间一久就会闹胃病，有时还会拉肚子。

另外，经常吃零食，到了应该吃正餐的时候，消化液的分泌就显得不足，肚子不觉得饥饿，因而影响了正餐的食欲。正餐的食量小，零食又保证不了身体营养和能量的需要，这样虽然"嘴巴不停吃"，但却"肥嘴不肥身"，人总是面黄肌瘦，肢软乏力。

奉劝爱吃零食的少年儿童，为了自己的身体健康，去掉这种不良习惯。

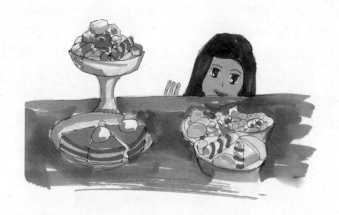

❖ 过多吃糖对少年儿童有害

有些家长喜欢在牛奶里放大量的糖，或用糖拌稀饭给孩子吃，有的经常买糖果给孩子当零食吃。他们的理论根据是：多吃点糖有好处。

诚然，少年儿童几乎都爱吃糖。因为糖甘甜可口，可以供给人体热量，完成脂肪氧化，帮助蛋白质消化，维持各组织及器官的正常活动，适当吃糖对身体是有益的。但是，如果吃糖过多，反而有害处。首先，吃糖过多会产生酸，酸能使牙齿的釉质脱落，从而造成龋齿。牙齿发生龋齿，一吃饭就会感到疼痛，影响食欲和咀嚼功能，以致妨碍下一步对营养素的消化和吸收。另外，龋齿太深还会侵入牙髓，形成体内长期存在慢性病灶，有可能诱发风湿病和其他病患，还会产生牙周脓肿及颌骨的炎症，甚至发生败血症。

少年儿童过多吃糖，血糖将保持较高水平，因而就不会产生饥饿感。往往到了正餐时，就不想吃饭或饭量很小，致使进入体内的主食和副食不足。仅只摄入糖类，长期下去必然造成蛋白质、各种维生素、矿物质和脂肪明显缺乏。这样少年儿童会处于营养不良的状态，长得面黄肌瘦，身材矮小，容易患病，不利于健康成长。

所以，要控制少年儿童吃糖的数量。吃糖的时间也应恰当，在饭后和运动前吃一点糖较好，切勿在吃饭前和睡觉前吃糖或喝糖开水。

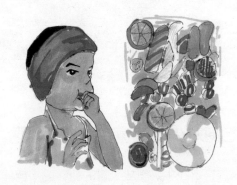

❖ 热天吃冷食宜适时适量

少年儿童在热天最爱吃冷食品。如有的少年儿童一次接连吃3～4根冰棒，喝几杯冰冻酸梅汤，这对身体很不利。

少年儿童的消化系统比较嫩弱。冷食冷饮吃多了，会因寒凉伤胃，损害阳气，造成消化功能紊乱，引起厌食、腹痛、吐泻等病症。时间长了，不仅消化功能减退，还会使身体的抗病能力降低，容易诱发呼吸道感染和其他疾病。因而少年儿童在热天吃冰棒，喝冷饮一定要适时、适量。

适时，就是指饭后、午睡后和运动后吃。不要在其他时间，尤其是饭前吃。天气转凉时，最好避免吃冷食冷饮。

适量，就是指每次吃冰棒不要太多，1～2根就够了，冷饮也要少喝一点，如果天气闷热，可吃些西瓜之类的清凉滋润的食品解渴，不能指望冰棒或冷饮解渴。

❖ "神秘五月"注意补充营养素

世界卫生组织一个研究小组经过大量调查研究后指出，少年儿童在每年5月份生长发育最快。因而，被科学家称为"神秘的五月"。

那么，在"神秘的五月"中，给孩子补充哪些营养素呢?

科学家们强调，在"神秘的五月"中，为满足孩子的生长发育需要，要讲究饮食搭配，合理安排，及时给孩子补充如下营养素:

第一，适量增加蛋白质的摄入。人体产生更多的新的细胞必须摄入足够的蛋白质。在日常生活中，常见常食的食物中，富含蛋白质的食物主要有禽蛋、瘦肉、虾、花生、豆类等。

第二，增加矿物质的摄入。现代营养学者研究认为，钙和磷是骨骼的主要成分。因此，要多给孩子补充牛奶、海带、骨头汤等含钙、磷丰富的食物。维生素D能促进人体对钙、磷

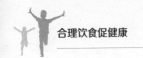

的吸收和利用，而皮肤中的胆固醇经日光的照射可转化成维生素D。所以，要让青少年多到户外活动。

第三，补充维生素。其中最主要的是维生素A、B、C。它们大量存在于动物肝脏、胡萝等蔬菜之中。

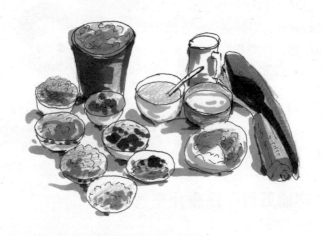

❖ 孩子宜多食用碱性食品

众所周知，人的正常血液pH是7.35，呈弱碱性。人要想保持这一指数就必须注意饮食生活。

可是，在我们日常生活中，很多人都在大量食用着酸性食品，致使血液等体液呈酸性化，而"酸性体质"容易导致疾病。

一提到"酸性食品"，人们就会联想到"酸味"，这就错了。

一般来说，酸性食品同食物的酸味是没有关系的。食品中所含的无机质在体内呈酸性的食品叫做酸性食品。

所谓酸性食品，是指含有磷、硫、氯等，在体内形成酸，称为酸性食物。例如，谷物类（精米、面包、面粉）、肉类

（牛、猪、鸡）、鱼贝类（干鱼子、牡蛎、鲍鱼）、蛋黄、啤酒等，均为酸性食品。

相反，食品内所含的无机质在体内呈碱性的食品叫作碱性食品。钙、镁等会在体内呈碱性，含有这些物质多的食品被称作碱性食品，如蔬菜、水果、牛奶等。

近10年来，国内外一些医学家们提出："碱性食品有利于健脑，孩子应多吃些碱性食品。"他们指出，儿童正处于生长发育期，要特别注意酸性食物和碱性食物的调配。因为，"碱性食品"中所含的钙、钠、钾、镁等成分，是人体运动和大脑活动所必需的营养元素。人若缺乏这些元素，将直接影响脑和神经的功能，引起记忆力和思维能力衰退等疾病。

目前，不少儿童由于长期大量摄入谷物、糖类、肉类等，酸性食物过剩，导致体液酸化，所以应让孩子们多吃些碱性食物。它们包括：海带、大豆、栗子、香菇、青芋、小豆、胡萝卜、油菜、马铃薯、甘蓝、豆腐等，经消化、吸收、新陈代谢，能产生较多的钙、钾、镁、铁等，以增加碱性食物的成分。通过科学的健脑饮食，促使你的孩子更加聪明。

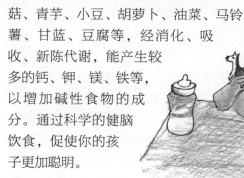

❖ 儿童多吃鱼益智

科研人员研究发现，在日常饮食中，父母常给儿童多吃鱼对智力发育大有益处。

据现代科学研究化验分析，在鱼肉中，含有一种重要的健脑物质DNA。具体解读为，DNA能激活大脑细胞，改善大

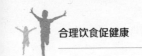

脑细胞及脑神经传导的功能，提高人的大脑注意、感觉、判断、记忆等方面的能力。在日常食物中，只有鱼类含DNA，而其他动、植物的脂肪及果蔬谷类中，几乎不含DNA。孕妇与哺乳期的妇女多吃鱼，能为胎儿或婴儿的大脑神经系统发育提供丰富DNA，以利于儿童日后的智力发育。

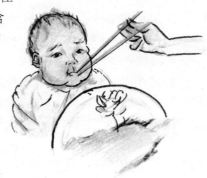

❖ 不要吃街头小贩自制食品

在我国大中小城市的街头巷尾，或者学校门前，叫卖自制食品的小摊小贩越来越多。因此，不少孩子上学时，经常买这些自制食品吃。其实，这些食品，不符合食品卫生要求。

这是因为；在街头巷尾，常见的自制食品如糖葫芦、棉花糖、米糕、手工制作的艺术糖、糖人等。这些食品，对儿童来说有很大的吸引力。一方面看上去颜色好看，都是掺加了一些没有严格卫生要求的色素和糖精；另一方面小贩在制作食品的过程中，由于生产场地、工作环境和制作设备等方面，不符合食品卫生要求，孩子食用了这些自制食品，对身体健康没有好处。

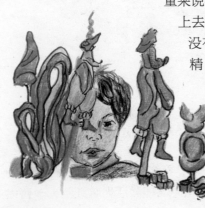

❖ 饭前吃零食易降低食欲

在日常生活中，喜爱吃些小零食，为儿童共同的特点，大多数父母对饭前吃零食的问题，不引起足够的重视。其实，饭前吃零食，容易降低食欲，影响吃饭，损害孩子身体健康。

这是因为：孩子们常吃的零食如水果类、坚果类（桃仁、花生、瓜子、栗子等）、糖果类（包括各种糖果、蜜饯）和小糕点冷食等。这些食品具有许多优点，能够补充孩子们身体不足的营养素，如维生素C族、钙、磷、铁等。再说孩子们生长发育很快，活动量相对较大，需要足够的营养物质，而孩子胃的容量又很小，食量小，食欲亦低，一餐饭的食入量不能满足下一餐前的需要，故需中间添加补充食物。因此，吃零食既可及时补充热能，又可补充一部分不足的营养，从这个角度来看，孩子吃点零食是没有什么害处的。但是，确实也有些孩子因贪吃零食，降低食欲，严重影响了吃饭。之所以出现这种问题，一般都是由于孩子吃零食量过多，或是吃时没有节制所造成的。比如：临吃饭前还给孩子吃小糕点糖果和其他零食，胃里装满这些零食，当然吃不下饭。解决这一问题的唯一办法，就是零食不能随便吃。例如：幼儿园规定，上午9、10点，或下午3、4点发给孩子一点小食品吃。这样一来，既发挥了零食的作用，又避免了影响吃饭、不讲卫生，以免养成常吃零食的坏习惯。

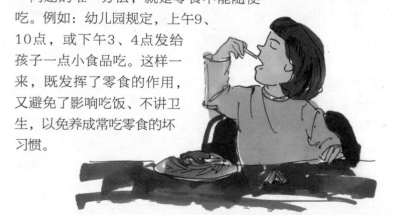

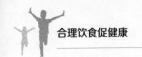

❖ 儿童常食"果冻"影响维生素吸收

在超市购买的"果冻"五颜六色，造型美观，特别受小朋友们的喜爱。但是，专家们指出，儿童忌常食"果冻"。

这是因为："果冻"在制作过程中，不是用水果汁制成的，而是用增稠剂加入少量人工合成的香精、人工着色剂、甜味剂、酸味剂配制而成。这些物质在提取过程中，经过酸、碱、漂白等工艺处理，使其原有的维生素、无机盐等营养成分均已丧失。海藻酸钠、琼脂等尚属膳食纤维类，由于注入过多，影响了身体对脂肪、蛋白质的吸收，尤其是使铁、锌等无机盐结合成可溶性或不可溶性混合物。从而，降低了人体对这些微量元素的吸收和利用。

❖ 不宜多食罐头类食品

水果罐头，它有三大优点：一是可以弥补产地、季节的不足；二是贮存方便；三是罐头食品味道不错。但是，值得提醒家长的是，儿童忌多食罐头类食品。

这是因为：罐头在制作过程中，厂家为了达到色味俱佳及长期贮存的目的，一方面在罐头中加入一定量的添加剂，如人工合成色素、甜味剂、香精、防腐剂等，这些人工合成物，对成人影响不大。但是，对儿童来说，身体各组织对化学物质的反应及解毒功能非常低。如果食罐头食品太多，则会加重脏器的解毒排泄负担。如果身体长时间超过了处理这些物质的最大限量，会影响身体的健康和发育。情况严重者，会因某些化学物质的逐渐蓄积增多，引起慢性中毒。另一方面罐头中的食品维生素等营养成分，经过加热等处理，贮存时间较长，会造成不同程度的损失。

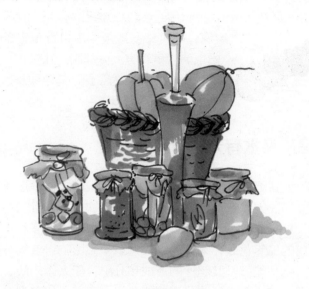

❖ 儿童常吃烟熏火烤食品易癌变

近几年，在我国许多城市的街头巷尾，特别是一些商店、影剧院、公园等繁华地区，出现卖及买烤羊肉串的人越来越多，无论大人、小孩都是越吃越上瘾。其实，这种食品既不符合食品卫生，又是影响人的身体健康的致癌食品。

这是因为：一方面所谓的"羊肉串"，不是纯正的羊肉所制，更谈不上保质保鲜，又没有通过检疫机构的检测；另一方面烤羊肉串、烤鱼片等熏烤食品，在熏烤过程中，散发出的一种污染的物质，据研究，目前已经发现已知的致癌物质中，有这类物质。在日常生活中，如果经常吃烤羊肉串这一类烟熏火烤的肉食，这种致癌物就容易在人体内蓄积，导致

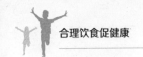

人体细胞癌变。

另外，在露天街头吃烤羊肉串也不卫生。不仅羊肉串容易在人多的马路上染上飞尘，容易诱发胃消化系统的疾病，而且许多摊贩用废自行车辐条穿羊肉熏烤，更有害人体健康。儿童正是长身体的时候，为了保证健康成长，不要吃烤羊肉串。

❖ 喝矿泉水有无副作用

一提到矿泉水，可能很多家长会有误解，似乎这是一种有病治病、无病有益的未受污染的天然饮品，并且喝得越多越好。其实不然，矿泉水是一种"药水"，它含有多种矿物质和游离的二氧化碳，人体内饮入过多，会影响胃液的分泌和胃的消化功能，以及胆汁的形成和分泌，使人体内酸、碱平衡失调。孩子体内新陈代谢功能还很不完善，危害尤甚。同时，矿物盐会刺激肾脏和膀胱，特别是钠盐对患有肾炎儿童损害更大。

在上述错误观点支配下，有的家长还给自己健康的孩子滥饮矿泉水，作为一种营养补充，当然这同样是十分有害的。且不说矿泉水饮之过多，会对人体产生有害的"药疗"作用，最低限度也会加重人体内脏的负载。

另需指出的是，不能擅自将矿泉水作为治病的药水来服用，因为这样做往往不仅不能做到对症下药，而且很可能适得其反，结果使病症更加重。

矿泉水最好是微温饮下，这能减少对胃的刺激，避免胃痉挛，有助于炎症的痊愈，并且能较快地被人体吸收，进入肝脏，促进胆汁的稀释和分泌。

在治病健身方面饮用矿泉水时隔3～4个月可饮一个疗程，

每个疗程为24～30天，每天3次，每次半茶杯。当然，我们并不是反对少儿喝矿泉水，与汽水饮料相比，矿泉水"安全系数"最大，但是喝任何东西都有个"度"超过这个"度"，则会适得其反。

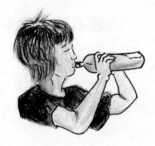

❖ 儿童不宜经常吃方便面

方便面是快餐食品，少年儿童偶尔吃吃是可以的，但有些父母经常给孩子煮方便面当正餐吃，这就不适宜了，为什么这么说呢？

首先，方便面以面条为主，加入少量食盐、味精和其他调味品等制成，虽加些鸡肉、牛肉汁，但数量极其有限，故方便面主要成分仍是碳水化合物，而蛋白质、矿物质、维生素、食物纤维等成分均不能满足人体需要。营养专家对常吃方便面的少年儿童调查发现，约60%存在不同程度的营养物质缺乏，54%缺乏维生素B_2，16%缺锌，24%缺乏维生素A而患夜盲症。

其次，为了使方便面保持面条原来的色泽和美味，需要在方便面中加入香料、色素、人工调味剂、防腐剂等，这些物质从某种程度上都有一定的"毒性"，如果孩子经常食用，这些毒性物质就会在体内积聚，造成孩子肝、肾功能的损伤以及血液中红细胞携带功能的降低。孩子因年幼，抵抗能力差，对方便面的添加剂很敏感。因此，孩子要慎吃方便面。

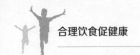

❖ 儿童不要吃爆米花

爆米花香甜酥脆，不仅是儿童喜爱的零食，就连大人闻到那诱人的香味也会馋涎欲滴。然而这么好吃的爆米花却不宜多吃，尤其是儿童更不能多吃。因为爆米花中含有危害人体健康的毒素铅！

爆米花之所以含铅量高，是因为爆米机的铁罐内壁上镀有一层铅锡合金。当爆米花时，铁罐被烧得很热，就在这加热过程中，铁罐内壁上的铅和锡便以气化的形态进入爆米花，污染了食品，特别是在"爆响"的一刹那，米花更容易被污染。经测定，发现每公斤爆米花中的铅含量竟高达20多毫克，平均也有10毫克以上，而我国食品卫生标准规定，糕点类食品含铅量每公斤不得超过0.5毫克。爆米花中的铅含量竟超过了标准量的40多倍。

科学证明，铅被人体吸收后，全身的各个器官都将受到很大危害，主要侵害神经系统和消化系统，特别是儿童对铅的吸收比成人高几倍，如吸收了过量的铅，可导致儿童抵抗力降低，生长发育迟缓。一旦发现铅中毒，其症状表现为烦躁不安、食欲减退、腹泻或便秘，有时也会出现贫血、铅中毒性肝炎、铅性心绞痛和植物神经衰弱等。为了孩子的健康，不要让孩子多吃爆米花。

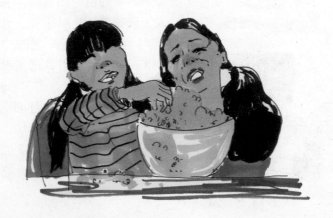

❖ 儿童不宜常吃的食物

（1）肥肉。含有90％的动物脂肪。在日常饮食中，如果儿童大量吸收动物脂肪，对生长发育极为不利。

（2）干鱼片。儿童多食干鱼片，对身体有害。

（3）咸鱼。市场上出售的各种咸鱼，体内含有大量的二甲基亚硝酸盐，这种物质进入人体内后，容易被代谢转化成致癌性很强的二甲基亚硝胺。咽部是主要致癌部位。

（4）松花蛋，也叫皮蛋。它是一种风味独特的菜肴，无论大人、老人和小孩非常喜爱吃。其实，松花蛋是不能经常吃的食品，如果儿童多吃松花蛋，则对身体有害。

（5）大豆。在日常饮食中，大豆及其制品是儿童蛋白质、脂肪、无机盐与维生素的重要来源。但是，专家们指出，它还含有一些不利于人体消化吸收的抗营养因素，因此豆类不能多吃。

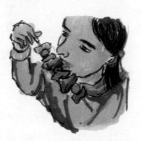

❖ 儿童用果汁代替水果影响健康

在日常生活中，有许多儿童喜欢喝瓶装的果汁，许多家长也认为，水果吃起来不方便，就给孩子买果汁喝，以代替吃水果。其实，这种做法很不科学。

这是因为：市售的各类果汁，都是经过加工制成的。在加工过程中，不但要损失一部分营养素，而是还要添加一些食品添加剂。例如：食用香精、色素等，这些物质，对儿童成长发育不利，如果长期过多地饮用瓶装果汁，则有害身体健康。

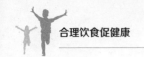

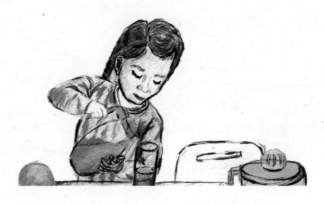

❖ 儿童易饮些清淡茶

在现实生活中，有些人认为，孩子不宜饮茶，怕饮茶会刺激大脑，影响智力的发展。其实，这些看法不够正确，我们了解了茶叶中所含的成分，可以知道茶叶对智力会产生什么样的影响。

据化验分析，茶叶中所含的成分达40多种，主要有以下几大类：①蛋白质和酶类。茶叶含的蛋白质占总重量的25％～30％，其中有22种氨基酸，这些都是儿童生长发育所需要的宝贵物质，茶叶中的酶数量更多，酶可助消化、促进身体各种新陈代谢。②维生素类。茶叶中所含的维生素主要有维生素A、维生素D、维生素E、维生素K、维生素B_1、维生素B_2、维生素B_6、维生素B_{12}、维生素C、维生素P等十几种，维生素是全身物质代谢不可缺少的成分。③多酚类和生物碱类。④糖类。主要含有葡萄糖、果糖、半乳糖、蔗糖、麦芽糖、多糖等。⑤无机元素。茶叶中含有钙、镁、钠、氯、铁、锰、铜、锌、氟等。这些微量元素，对保持记忆力和思维能力，以及促进生长发育、防治龋齿均有重要作用。

对儿童来说，饮茶要注意睡前勿饮浓茶。因为，睡觉前饮

浓茶，会使孩子过度兴奋，影响睡眠，第
二天反而精神不好，影响智力；茶叶性
寒，浓茶对孩子的胃黏膜有刺激作用，
会伤胃，影响食欲等，适当饮些清淡茶，
对儿童的健康是有益处的。

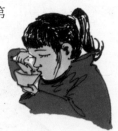

❖ 儿童少年常吃虾皮的好处

提起虾皮，大家都很熟悉。它是营养价值很高的食品。

虾皮富有营养，尤其是钙的含量极其丰富，每100克一般
的虾皮中含钙1000毫克，这是任何其他食物都无法比拟的。
由于虾米本身是海产品，所以它含有一般陆地和淡水产品所
缺乏的碘。除此之外，虾皮还是味美价廉，是儿童补充钙质、
预防佝偻病的一种经济实惠的好食品。

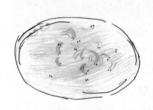

虾皮的吃法很多，制作简单，但
在制作虾皮食品时，要注意最好不和
芹菜、菠菜等同时食用，因为这些
菜里有较多的草酸盐，易与钙结合
成不溶性的草酸钙，影响钙的吸收。

❖ 儿童喝牛奶不宜空腹

牛奶是一种含有丰富蛋白质、脂肪等营养物质的食品。
在日常生活中，如果儿童常喝牛奶，对生长发育有很大帮助。
但是，儿童忌空腹喝牛奶。

这是因为：如果儿童不注意喝牛奶的时间，那么，牛奶
就不能充分发挥其营养作用，反而失去它的营养价值。比如：
空腹喝牛奶，喝进去的牛奶，就会同流水一样，在胃肠内的
停留时间非常短，因而只能够被消耗掉，这样喝进去的牛奶，

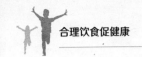

起不了什么作用。

科学的喝牛奶方法是：在喝牛奶前，孩子最好先吃一些淀粉类的食物。如饼干、面包、馒头等，再喝牛奶。这样一来，会使牛奶在胃内能够停留较长时间，与胃液发生充分的作用，牛奶中的营养便可以得到很好的消化、吸收，这样对孩子的身体健康大有好处。

❖ 儿童慎吃色彩鲜艳食品

在市场上，色彩艳丽的糖果，五颜六色的饮料、糕点，对儿童具有很大的吸引力。

据调查，食品和糖果之所以呈现出五颜六色，因为里面加进了色素。具体地说，色素一般分为：天然色素和人工色素两种。天然色素是无毒的、人工色素是从煤焦油中提炼出来的，虽然色彩鲜艳，价格低廉，但是研究证明，大多数都有一定的毒性和致癌性。在我国，食品中广泛使用的是人工色素。现在，国家卫生部门允许使用的只有4种，在用量方面有严格的限制，只限于在糖果、果酒、饮料、糕点中加入。但是，有些经营食品加工厂和冷饮加工单位，为了赚钱往食品、饮料中过量地加色素，使其看上去色彩鲜艳、芳香扑鼻。其实，在日常生活中，如果儿童过多的食用色素，对身体极为有害，长期食用能致癌。

❖ 儿童食巧克力要适量

巧克力味道香甜，很受儿童喜爱。在日常生活中，有些家长认为，巧克力是高级营养佳品，尽量满足孩子对巧克力的食欲。其实，如果过量食用，则会影响儿童健康。其科学道理为：

第一，巧克力所含的热量高，其营养成分的比例不符合儿童生长发育的需要。例如：儿童生长发育所需的蛋白质、无机盐和维生素等，巧克力中的含量就较低。

第二，巧克力中所含脂肪较多，这些脂肪在胃中停留的时间较长，不容易被儿童的肠胃消化吸收。

第三，巧克力食用过后，容易产生饱腹感。例如：儿童饭前吃了巧克力，到该吃饭的时候，会造成没有食欲，即使再好的饭菜他也吃不下去了。可是，过了吃饭时间后，会感到饥饿，这样循环下去，儿童正常的生活规律和良好的进餐习惯会被打乱了，对身体健康很不利。

❖ 儿童不宜喝可乐型饮品

可口可乐是人们喜爱的饮料，但儿童最好不要饮用。

因为可乐型饮料内加入了大量的咖啡因，咖啡因是一种中枢神经兴奋药。咖啡因属于毒麻药管理范围，在我国的食品卫生法里已明确规定食品中不得加入药物。咖啡因饮用量超过1000毫克者便可能出现烦躁不安、呼吸加快、失眠、心动过速、耳鸣、眼花、恶心、呕吐等中毒症状。成年人对咖啡因排泄的非常快，适量喝可乐型饮料不致发生什么不良后果，但儿童对咖啡因特别敏感。科学研究证明，儿童多动症

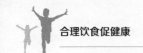

产生的原因之一与过多饮用咖啡因饮料有关。学龄儿童过多饮用可口可乐，往往表现为不守纪律、学习成绩下降。因此，儿童不宜饮用可乐型饮料。

❖ 煎炸食品不宜吃

食品中的氨基酸、蛋白质和糖，在煎炸过程中，温度加热至200℃以下时，不会出现变异的物质；若温度升高至300℃以上，除豆腐食品外，几乎所有食品都会产生变异的致癌物质。尤以鱼和鸡为甚。另外，煎炸食品儿童不好消化。因此，儿童应忌食煎炸食品。

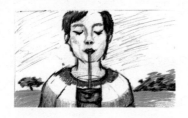

❖ 儿童不要吃剩饭

夏季气温高，吃剩下的饭菜容易腐败变质，人吃下后造成食物中毒。这是由于摄入了金黄色葡萄球菌产生的葡萄状球菌肠毒素引起的食物中毒。

小小的葡萄状球菌，它的生命力很强。在干燥条件下不能活数月，加热到80℃经过30分钟才能被杀死。它最喜欢在剩饭、糕点、奶类、蛋制品等食物中繁殖。但是，肠毒素的形成与温度、食品污染程度、细菌的繁殖、食品的性质及化学成分等有密切关系。葡萄球菌污染得越严重，繁殖越快，越容易形成肠毒素。含淀粉和水分多的食品（剩饭）、奶及奶制品，以及肉类、蛋类、鱼类等是繁殖肠毒素的场所。而且，温度越高，产生肠毒素的时间越短。

人若吃了被污染了的剩饭或食物后，一般经过2～3小时，最长不超过10个小时即能发病。主要表现为明显的胃肠道症状。如剧烈的呕吐、恶心、上腹部不适或疼痛，体温一般不超过38℃。呕吐较沙门菌食物中毒剧烈，可呈喷射状，初为食物残渣，以后干呕，吐出胆汁或带血液。腹泻较沙门菌中毒轻缓，常是3~4次，为水样便或黏液便，少数有血便。此外，还感觉无力、头晕。因多次呕吐、腹泻，可导致虚脱、严重脱水、意识不清，个别患者可出现血压下降或循环衰竭。年龄越小，发病越多，且较严重。在夏季，儿童不要吃剩饭菜。已经剩了的饭菜，要加热彻底。剩饭的保存时间，以不隔餐为宜，尽量缩短在5~6小时以内。

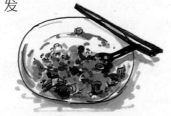

❖ 不要长期吃腌制食品

腌制食品中含有大量的二甲基亚硝酸盐，尤其是还未腌好的菜中含量最高。二甲基亚硝酸盐是有毒物质，能引起人体中毒，使血液中的红血球失去携带氧的作用，导致组织缺氧、出现皮肤和嘴唇发紫、头痛、头晕、恶心、呕吐、心慌等中毒症状，严重者还能致死。二甲基亚硝酸盐进入胃中，可形成致癌性极强的二甲基亚硝胺，它能引起胃癌、食管癌、肝癌等多种癌症。因此，儿童应少食或不食腌制食品。

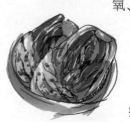

❖ 儿童不要用油条当早餐

制作油条时必须加入明矾，明矾是一种含铝的无机物。

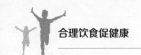

如果天天以油条作早餐，日久天长体内蓄积起来的铝的数字，就相当惊人，铝是一种威胁人体健康的金属，被摄入人体的铝，虽然经肾脏可以排出一 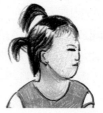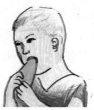部分，但由于天天大量积蓄，是很难排净的。儿童食入铝过多，可致智力减退、记忆力下降、食欲不振和消化不良。因此，不要用油条作儿童的早餐。

❖ 缺钙儿童多食菠菜会影响发育

菠菜，是人们日常生活中常见的蔬菜之一。它含有丰富的维生素和铁元素，但处于生长发育阶段的儿童多食菠菜，则有碍身体健康。

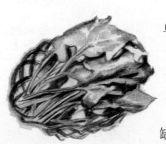这是因为：菠菜中含有一种草酸，草酸和食物中的钙结合在一起，会产生草酸钙，草酸钙不能被人体吸收利用，常吃菠菜会引起缺钙。缺钙会影响儿童的生长发育，易患佝偻病。如果儿童已有缺钙症状，吃菠菜会更使病情加重。

❖ 儿童食发芽马铃薯影响健康

马铃薯，俗称土豆。是人们常吃的一种食品，它含有大量的淀粉、蛋白质、维生素等营养成分。它可以烹调成各种点心或美味的菜肴食用。但是，必须指出，儿童忌食发芽的马铃薯。

这是因为：现已查明，在绿色未成熟的土豆或发芽的土豆中，含有大量的有毒的物质，它对胃肠道有强烈的刺激，会发生溶血和神经麻痹。儿童食用发芽的土豆后，数小时便可出现恶心、呕吐、腹痛、腹泻、发冷等症状，情况严重的，还会死亡。所以，发芽的马铃薯是不能吃的。现在，很多孩子都喜爱吃马铃薯烹制的菜，应引起注意。

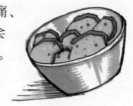

❖ 吃水果也要注意讲科学

（1）西瓜。是备受欢迎的果品之一，有不少家庭喜欢将西瓜放入冰箱里后，才取出来食用。但是，儿童忌多吃冰冻西瓜。

在食冰冻西瓜时，口腔内的唾液腺、舌部味觉神经和牙神经，往往会因冷刺激，几乎处于麻痹状态，以致难以品出西瓜的甜味。如果大量食进冷冻时间过久的西瓜，还会伤脾胃，引起咽喉炎。加上，儿童消化功能差，特别需要注意保护。所以，少吃冰西瓜，以免引起厌食、腹痛、腹泻等。

（2）荔枝。属于温热性水果，如果儿童过量食荔枝，则会患荔枝病。

荔枝病是一种低血糖症，多在清晨突然发病，出现口渴、出汗、头晕、恶心、四肢无力、有饥饿感等症状，情况严重者，可导致昏迷或出现循环衰竭症状。如果救治不及时，可于数小时内死亡。这种病的主要机制是荔枝所含有丰富的果糖进入人体后，被很快吸收而进入血液，这时必须靠肝脏中的"转化酶"使它转化为葡萄糖，才能被人体所利用。吃荔枝一次过多，"转化酶"来不及转化，会使果糖一下子充盈于血液之中，加上，荔枝肉充满胃肠，损伤食欲，使人体所吸

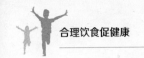

收的营养大为减少，造成低血糖的症状。所以，在荔枝上市旺季，儿童忌多食荔枝，更不可连续多吃。

（3）甘蔗。冬季的甘蔗，含有丰富营养价值，还有清热的作用。因此，儿童们很爱吃。可是，6～12岁这一年龄段的孩子，应当少吃，甚至忌食用甘蔗。

这是因为：一方面儿童换牙时期吃甘蔗，向外扳、拉等用力过猛，会使牙床组织受到一定程度的损害，还会使新长出来的牙齿向经常用力的方向生长。这样，长期下去，牙齿慢慢就会长得歪歪扭扭；另一方面甘蔗含糖分很高，如果晚上睡前吃了甘蔗，又不及时地刷牙，蔗糖对牙的腐蚀性很大。

（4）橘子。营养丰富，含有糖及维生素C等营养成分，在水果中是较高的。还含有维生素B$_1$、维生素E、维生素A，苹果酸，柠檬酸等物质。橘子食用后，产生的热量高于苹果、梨、桃等水果，但是，不论大人，还是小孩，若一次食用过多都会产生不良后果。

一天之内，吃橘子不宜超过3个，就足够每人每天需要的维生素C。如果连续过多食用橘子，所产生的热量不可能全部转化为脂肪储存，也不能及时消耗掉，就会积聚在体内而引起"上火"，出现口舌干燥、咽喉肿痛、大便干燥等症状。"上火"会使儿童抵抗力降低，维生素B$_2$等缺乏，出现舌炎、口腔溃疡、牙周炎、咽炎等炎症。

（5）柿子。①缺铁性贫血患儿忌食用；②空腹时忌吃柿子；③忌与红薯同吃。

忌水果代替蔬菜，在现实生活中，有些家长对待挑食孩子，不爱吃蔬菜，认为吃水果可以代替吃蔬菜，采取用水果代替蔬菜的办法。其实，只有新鲜的水果，才含丰富的维生素。在水果淡季时，不仅市场供应少，即使供应的水果，也是经过仓库贮存的。这样一来，水果中的营养素，特别是维生素C受到很大损失。

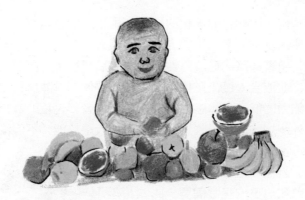

❖ 少年儿童进食应定时定量

　　少年儿童进食要注意定时定量，不能早一顿、晚一顿、饱一顿、饥一顿。

　　首先，吃饭要定时，我们知道有早起习惯的人，早晨不用人叫或闹钟响，到时候自己就会醒来，这种习惯是经过长期培养形成的。同样，胃肠消化活动也有一定的规律和习惯。如果长期按时进食，时间一到，胃就条件反射地逐渐分泌胃液，开始了它的消化工作，而肠也做好了相应的准备，整个消化系统有条不紊地动员了起来。这样可以促进食欲，保证消化功能的正常活动，有利于食物营养的吸收，预防胃肠疾病发生。如果只凭个人爱好，不论时间，想吃就吃，把肚子塞得满满的，或者很长时间不吃东西，让肚子一个劲饿着，那就会打乱和破坏胃肠的正常活动规律，妨碍消化吸收。长期如此，可能造成胃病，势必影响少年儿童的健康和身体发育。

　　吃饭还应定量。一个人胃肠的消化能力有一定限度，保持一定的饭量，不多不少，有利于消化、吸收正常进行。如果吃得过多，超过了胃肠的负担能力，胃肠就不能充分地消化、吸

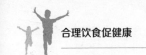

收和利用，引起食而不化的结果。由于胃的容量有限，如果进入胃内食物太多，胃就会被胀得很大，轻则影响胃的蠕动功能，重者还可能造成急性胃扩张，后果严重。同时，吃得过饱，血液会大量流向胃肠，大脑和肢体相对缺血，使脑的工作能力降低，身体感到疲倦无力。再者，过量的食物还会在额外增加的消化吸收过程中，消耗大量热能，不但没有取得应吸收的能量，反而耗尽了能量，得不偿失。当然，进食过少，不能满足身体对营养和热量的正常需要，影响少年儿童的成长发育，也是不对的。

定时定量地进食，是少年儿童健康成长的要诀之一。

❖ 吃食物宜细嚼慢咽

有些少年儿童吃饭时狼吞虎咽，囫囵吞枣，这种习惯对身体不好。我们吃的米饭、馒头、蔬菜、豆制品等食物，含有人体需要的营养素，如蛋白质、脂肪、糖等。但它们不能直接被吸收，要在一系列消化器官（包括口腔、食管、胃、小肠、大肠等）的加工下，才有可能被消化吸收。

口腔是食物进入体内的第一关。用牙齿细细咀嚼可以使食物在口中被充分嚼碎，减轻下一道程序—胃加工的负担；细嚼能让食物更均匀地与口腔中的唾液混合，便于吞咽。同时，细嚼可反射性地引起胃液、胰液的分泌，为下一步的消化做好准备。此外，长期充分咀嚼食物，还有利于颌骨发育，增加牙齿的抗病能力。

吃饭如果狼吞虎咽，食物得不到细嚼，既不能将食物嚼碎，又没有充分地和唾液混合进行初步消化，必然给胃肠加重

负担。时间久了，胃肠就会由于过
度疲劳而患病，消化不良，营养素
也不能充分被吸收。另外，吃得太
快，还容易把食物里掺杂的石屑、
骨头、头发等东西吞下去，擦
伤咽部、食管或胃管，造成
食管炎、胃痛等病症发生。

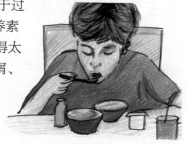

❖ 进餐时勿用脑和大声说笑

吃饭对，人大脑中指挥消化功能的神经中枢开始兴奋，
而其他中枢处于抑制状态。如果正吃饭时却去用脑，如看书、
看报或思考问题，其他相应的中枢又会兴奋起来，致使指挥
消化功能的中枢被抑制下去，本来已经积极开始了的消化活
动不得不减慢下来，影响了食欲和消化。所以吃饭时不宜看
书报和思考复杂问题，应当一心一意地品尝饭菜。

我们吃进口内的食物，先经过牙齿咀嚼磨碎；由舌头卷向
硬腭，再送到咽部。此刻软腭和小舌头（悬雍垂）高举，咽门
肌肉收缩，将通向鼻腔的地方关闭，咽门放大准备进食。同时
喉头也升高，被会咽软骨盖住，让食物不能进入鼻腔和喉头，
食物只可能被吞咽进食管里去了。在吞咽的一刹那间，呼吸动
作暂时停止。如果吃饭时大声说笑，注意力不集中，一不小心，
有可能将鱼刺、骨头等物吞进食管，划伤食管
及以下的消化道，这是危险之一。吃饭时
说笑，呼吸和吞咽的动作就会同时进行，
造成食物可能进入鼻腔和气管上端，将发
生呛咳、喷嚏、流泪等现象。如果鱼刺或
粗硬食物呛进呼吸道里，那就更危险了。

因此，吃饭时千万不要大声说笑。

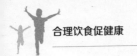
❖ 主食越杂对少儿身体越有益

少年儿童的主食应该杂一些为好，不要单调地只吃精制的米面。人体所需要的营养素是多种多样的，一种食物只能提供一部分营养物质，主食的种类多一些、花样杂一些，可以满足少年儿童身体生长的不同需要。就拿极为重要的蛋白质举例说吧，植物性的主食中，虽然含有一定数量的蛋白质，但是植物蛋白质的质量不高，氨基酸的构成不全面，因而利用率较低。妥当的解决方法是，把几种含有不同蛋白质的主食按适当的比例混合在一起吃，取长补短，便可保证摄入各种必需的氨基酸。例如：用百分之十二的大豆、百分之四十的玉米和百分之四十的小麦混合成三合粉，其蛋白质的利用率就比任何一种单独食用的利用率要高，这叫蛋白质的互补作用。值得注意的是，这种互补作用须在同一餐中食用才能实现，如果午餐吃甲种食物，晚餐吃乙种食物，它们之间就不能发挥互补作用。

大豆的营养价值很高，含蛋白质达36%～50%，在食物互补中可以发挥重要作用。所以在少年儿童的主食中适当加入大豆或其他豆类食品，对身体发育有益。如吃油饼、油条时喝些豆浆，蒸馒头或发糕时加点豆粉，煮稀饭时加点绿豆或红豆……这方面的吃法很多，可根据家庭的习惯和少年儿童的爱好灵活选用。

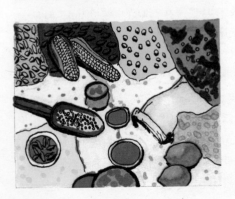

总之，设法让一顿饭中的主食品越杂，对少年儿童身体越有益处。

❖ 怎样摄取维生素

维生素，从人体的需要量和食物中的含量来说是很少的，但它的重要性却很大。虽然需要量不大，却不能缺乏。目前已发现的维生素有20多种，它们的化学结构和性质也各不相同，但一般可分成两项：

（1）脂溶性维生素A、D、E、K等。

（2）水溶性维生素B族和C等。对于不认识维生素的人，日常最好多吃下列食物，不可偏食。主要的食物是牛奶、蛋黄、奶油、鱼肝油、胡萝卜、菠菜、番茄、芹菜、辣椒、南瓜、土豆、麦片、花生、谷类、鱼类、动物肝脏等。其中的维生素D不但可从食物中得到，日常皮肤接触阳光，也能得到一部分，所以无论是儿童，还是成人，对阳光的吸收都是必不可少的。总之，只要吃得普遍一点而不偏食，就不会导致维生素的缺乏。维生素有提高智商指数、改善精神分裂症的效能。关系到人体健康的维生素C人体本身无法合成，而必须由体外摄取，而豆芽则是代表性的供给源。

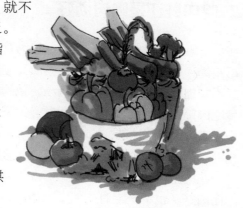

❖ 关于食盐量

实验证明：食盐能触发某种遗传缺陷，没有遗传缺陷的人，吃多些盐也不会发生高血压。但是每天食盐量在20克以

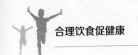

上的人，约有10%患高血压，而从事体力劳动的人，因出汗多，可不担心患高血压，因此，有人提出预防措施，即在幼儿时就开始培养低盐饮食的习惯。实行低盐饮食时，食盐量也不能低于每天5克，以便使其与正常排出的盐分量相平衡。当盐吃得太少时，肾脏在排泄时就要阻止盐的排出，回收氯化钠是要消耗能量的。因此，肾功能不佳的人，由于肾保留盐和排出盐的功能均减弱，就更要注意体内钠和氯的平衡。水肿明显，血浆蛋白低的肾炎病人应忌盐，以防止水钠滞留，加重水肿。儿童每天需盐量为6～8克，故给儿童吃的饭菜不要太咸。

❖ 吃肉好还是喝肉汤好

一般人认为，肉汤、鱼汤、鸡汤营养价值高，特别把老母鸡汤称为大补汤，认为营养物质完全溶在汤里，就专饮肉汤不吃肉，也有人专吃肉不喝汤，认为肉好吃，有营养。究竟吃肉好还是喝汤好？这个问题必须进行科学的分析，不能一概而论。我们知道，炖肉炖出来的汤，里面有很多维生素B和钙、磷、铁等矿物质，这都是人体必需的养料，它在汤里多而在肉里少，从这点来看，好像肉不如汤。但据此就判定汤比肉好，也不一定对。因为鸡汤、肉汤、鱼汤与鸡肉、猪肉、鱼肉的营养成分比较。主要营养还在肉里。就拿蛋白质来说，汤里所含的只相当于肉中所含的7%左右，这就是说，肉中的蛋白质还有93%呢。其他如无机盐、脂肪、维生素含量也大部分在肉中、溶解在汤中的并不多。所以，鸡汤、肉汤、鱼汤也不是最好的，更不是最养人的补品。但它们的主要好处是味美可口，能刺激胃液的分泌，增加食欲，帮助消化，以及利于吸收。

从营养角度看，肉和汤各有好处，光吃肉不喝汤是很大的浪费，但如果光喝肉汤而不吃肉、更不合算，所以最好还是吃肉又喝汤。

❖ 儿童不宜服人参等补品

祖国医学有"少不服参"之说，意思是说，处于生长发育期的儿童忌服用人参补品。

据现代医学科学研究证明，一方面人参的主要成分有人参素等物质。身体健康的儿童如果滥服人参，会削弱机体免

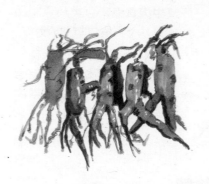

疫力，降低抗病能力，容易感染疾病，出现兴奋、激动、易怒、烦躁、失眠等神经系统亢奋的症状。另一方面人参具有促进人体性腺激素分泌的效能，又可导致儿童性早熟，可严重地影响儿童的身心健康。

❖ 缺锌给智力带来的影响

小儿厌食的原因很多，但是锌营养缺乏症的早期主要表现之一就是厌食。

锌是人体必需的微量元素之一，虽体内含量很少，但威力很大。人的整个生长过程都需要锌，锌能改善味觉，促进食欲，帮助创伤组织恢复，增强机体的抗病能力，加速生长

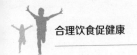
发育，促进智力发育。

过去，人们对缺锌的危害性认识不足，多重视缺钙、缺铁等症状。近年来，缺锌已引起普遍重视。人体摄入锌的途径主要从食物中获取，如动物的内脏、瘦肉、鸡蛋、海带等都含有较多的锌元素，植物中黄豆、核桃仁、枣、荔枝、芹菜等亦含锌较多。

预防孩子缺锌，一是在膳食上下工夫，二是改变幼儿不良的饮食习惯。根据幼儿的营养要求，针对幼儿的实际情况，对他们的膳食应做科学合理地安排。一般认为，高蛋白食物含锌都比较高，海产品是锌的良好来源，奶制品及蛋制品次之。应坚持每周为幼儿提供一次鸡或鱼类食品，每周提供一次肝或牛肉食品，豆类及豆制品每周1~2次，每日豆浆100克。吃早点时，必须加鸡蛋及核桃仁等食品，炒菜时加肉。对于家庭饮食，也应做到有计划、全面科学地安排，从而使幼儿能更全面地摄取各种营养素。

❖ 缺碘给智力带来的影响

碘是组成甲状腺素的重要成分。甲状腺素能促进机体的生长发育。碘缺乏导致甲状腺激素减少，造成甲状腺功能减退，因而影响中枢神经系统的发育，最后出现智力迟钝。学习跟不上的学生，大多数可能是缺碘。严重缺碘的孩子，其智商要比其他的同学低30%。

人体所需的碘，主要来源于饮水、食物和食盐海产鱼、虾、蟹和海盐都含有丰富的碘。一个孩子是否获得足够的碘，医生就能进行测定。在孩子缺碘较为严重时，可从药房买到一种碘剂进行补救治疗。给孩子正确的营养物质，也能消除孩子缺碘的情况。在烹调时用碘盐，每周至少吃2次海水鱼。

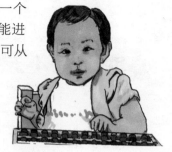

❖ 缺铁性贫血给智力带来的影响

缺铁性贫血开始表现有烦躁不安，精神差、不爱玩、食欲减退，重者无食欲、消化力很差、常腹泻、会有异食癖（如吃墙皮、泥土等）、面色逐渐变苍白、口唇、结膜等也苍白、毛发稀疏无光泽。孩子还会有头晕、眼花、耳鸣、易疲劳、无力，智力发育受影响、理解力及记忆力减退、精神不集中、反应慢的症状，患儿还表现身体免疫力下降，容易患感染性疾病。

纠正缺铁性贫血，首先要进行必需的铁剂治疗。同时，平时饮食要选择富含铁的食物。海带有丰富铁质，比猪肝含铁量高出6倍。紫菜、黄豆、芹菜、菠菜等食品亦富含铁质。动物性食物中，以肝脏的含铁量为最高，田螺、蛋类次之，但此类食品又含胆固醇较高。大枣、桂圆肉，是民间常用于补血的食品。

在补充富含铁的食物时，要重视饮食品种的合理搭配。西红柿、猕猴桃、酸枣等富含维生素C，要与含铁丰富的食品搭配食用，能促进铁的吸收。

心理健康不忽视

❖ 吸吮手指

在婴儿期是一种正常现象，属于一种生理性吮吸反射。随着年龄的增长会自动消失。若1岁以后，小儿依然经常性、持续地吸吮手指，则视为一种不良的行为或习惯。

吮手指是由于小儿心理需求没有得到满足而引起的：如喂养不当、缺乏母爱、孤独、紧张不安、缺少玩具等，致使小儿作为一种自我安慰的方式。

矫治方法：

（1）满足情感上的需求。对于吃母乳的婴儿，不仅要让婴儿吃饱，还要使他感受到妈妈全心全意的爱；对喂牛乳的婴儿，要注意奶嘴的洞不要开得太大，以免喂得太快，不能满足婴儿吸吮的欲望。还要注意要让婴儿在妈妈怀抱中喂，给他以亲切的话语及爱抚，使婴儿在情感上得到满足。当婴儿吃饱后，给他一些小玩具，使他的双手总有些东西玩弄。此外，父母和家里的亲人要经常关心和引逗婴儿，这样对减少婴儿吸吮手指有帮助。

（2）已有吸吮手指习惯的小儿，父母忌采用简单粗暴的方法，否则不但毫无效果，反而会加重小儿紧张、焦虑心理。父母应采取正面诱导方式，多和小儿玩，让他玩玩具，用多种丰富的环境刺激，来转移小儿对手指的注意力，使他忘记吸吮手指。

（3）培养良好的卫生习惯，经常注意把幼儿小手洗干净，不要小儿一哭，就把橡皮奶头塞在小儿口中，父母要耐心告诫他，吸吮手指对身体的害处，让其主动改掉不良习惯。

（4）行为疗法。每当小儿吮手指时，父母应以严厉的目光注视小儿，并以坚定的口气说"不行"同时分散他的注意力。当他吮手指次数减少时，父母要及时表扬和奖励他。必要时可采用厌恶疗法，如在手指上涂抹苦味剂，当患儿吮吸时，苦味成了厌恶刺激，多次重复以后，可减少吮手指的不良行为。小儿常因吮手指遭到小朋友的讥笑，而感到害羞、自卑，有孤独感，易引起退缩行为；吸吮手指还可导致牙齿异常，致上下外齿咬合畸形；严重的吮手指甚至出现手指角质增生、糜烂或畸形。此外，吸吮手指还会把手指上的细菌带入口中，进入肠内，而引起小儿口腔感染、消化道感染和肠道寄生虫，影响其生长发育。因此，父母要引起重视，及时矫治。

❖ 咬指甲

咬指甲是儿童期常见的不良行为。主要表现为反复出现咬指甲和指甲周围的皮肤，甚至咬足趾。一些儿童因反复咬指甲致使手指受伤或感染。情绪紧张不安，更易出现这种行为。该行为开始于：3~6岁。

该不良行为的发生与心理紧张和情绪不稳定有关。一些儿童在焦虑紧张时咬指甲，通过这种行为以减轻自我紧张，长久以后则形成习惯，也有儿童是在反复模仿其他人咬指甲后而形成习惯的。

矫治方法：

（1）主要采用行为疗法，如厌恶疗法，即在儿童手指上涂抹苦味剂，使之咬指甲时，苦味成为一种厌恶刺激，反复

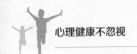

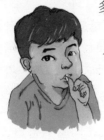

多次，可以减少咬指甲行为。

（2）也可对儿童进行习惯纠正训练，让儿童意识到咬指甲的害处，培养和强化良性行为，增强自我校正能力。

咬指甲行为一般随儿童年龄增长而逐渐消失，若不注意矫正，有部分儿童这种不良习惯可持续进入成年期。

❖ 拔毛发癖

拔毛发癖是指长期反复拔头发以致秃顶的现象。也有的儿童拔扯眉毛、睫毛、腋毛。诊断时要排除皮肤病、甲状腺功能减退、缺钙和其他精神疾病引起的脱发。该行为一般多发生于1~5岁，也可开始于青春期，女孩多于男孩，该行为一般与精神紧张和心理冲突等习惯性行为有关。

矫正方法：

主要采用行为治疗，如阳性强化法，即在儿童不出现拔毛发行为时，给予一种奖赏强化，经多次重复以后，可逐步纠止拔毛发癖的行为。奖赏的方法（强化物），要根据儿童平时的爱好，可以是物质的如玩具、食品等，也可以是精神的，如父母的微笑、拥抱、语言的鼓励、带儿童上公园游玩等。

对于年龄较大的儿童，拔毛发癖行为较顽固的，应看心理门诊，进行心理咨询，必要时可配合药物治疗。

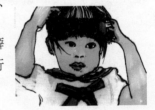

❖ 发脾气

发脾气是指儿童在受到挫折后哭叫吵闹的现象。

好发脾气的儿童一般较任性，常有不合理的要求，当要求未满足或受到挫折时就大发脾气，表现为大喊大叫，哭闹不止，就地打滚，撕扯衣服头发，甚至用撞头或以死来威胁父母。发脾气时，劝说多无效，只有当要求满足后，或者不予理睬，经过较长时间才平息下来。发脾气是儿童发育性行为问题，以学龄前儿童更为常见。

　　该行为的发生与儿童的气质类型及所受的教育有关。如困难型气质的儿童容易出现发脾气的行为；父母过度溺爱，有求必应，这样培养出来的儿童，在要求未能满足时，即会发脾气，久而久之则会形成好发脾气的习性。

　　矫治方法：

　　（1）对有发脾气这种行为问题的儿童，从小防止其出现，不要过分娇宠，注意培养他们良好的行为习惯和自我约束能力，教育儿童知道什么要求是合理的，什么要求不合理而不能满足。父母之间态度要一致，在儿童发脾气时与发脾气后，要进行耐心地说服教育，正确引导。劝说无效则应采取漠视的态度，暂时不予理睬，任其哭闹，如果父母多次采取果断的方法拒绝儿童发脾气的行为，他就会逐渐懂得通过发脾气是不可能满足自己的要求的。

　　（2）对儿童发脾气的不良行为，最忌讳的就是父母先是犹豫不决，后又经不住孩子的哭闹，最后终于屈服，还是满足了他的要求。像这种先是拒绝，最后还是顺从的态度，会让孩子产生"只要有脾气，就能达到要求"的想法，以后他就会经常以发脾气作为达到满足其不合理要求的武器。以至最终发展为任性的不良个性特征。

　　随着年龄增长可逐渐消失，但仍有部分儿童的任性可持续存在，难以克服。

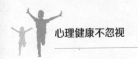

❖ 依赖行为

依赖性行为是指小儿对父母的过分依赖，并与年龄不相符的一种不良行为。

婴儿出生后与妈妈（或看护人）亲密接触，依赖妈妈无微不至的精心抚养，才发展成为独立生活的个体。这是每个小儿必须经历的正常发展程序。但是，有些小儿过分依赖父母，如已经能独立行走了，可还总喜欢让妈妈抱着。站立时，则紧紧依偎母亲身体，妈妈一离开，就哭闹不休特"缠人"，也不愿和小朋友玩耍。

小儿年龄稍大一些，则表现出没有主见，缺乏自信，总觉得自己能力不足，遇事总想依赖他人，如生活上依赖父母的安排，学习上依赖老师和同学的帮助。如所依赖的人不在，则容易发生焦虑或抑郁。主要是父母对小儿的过分关心和照顾，失去独立自主的能力，包括生活上和精神上的。

矫治方法：

（1）改变父母的不良教养方法，锻炼和培养小儿独立自主的能力。父母要鼓励幼儿自己能够完成的事，尽量自己去做。对学龄前儿童应尽可能让他入幼儿园，在集体生活中锻炼生活自理的能力和社会适应能力。对学龄儿童，要坚持自己的事自己做，特别是在学习方面，要培养独立思考、独立完成作业的好习惯。

（2）行为治疗。可进行阳性强化法，让小儿做一些能够增强自主性的事情。当其能够独立完成时，则给以鼓励或奖励，以进行阳性强化。若小儿想以哭闹达到依赖的目的时，父母应不予理睬，直到他不再哭闹为止。父母要注意，所有的治疗，都必须持之以恒，直到幼儿的依赖行为完全矫治。

❖ 退缩性行为

大多数小儿都乐意与小朋友一起玩耍，并能友好相处，但在陌生环境中可有短暂的退缩，即胆小、恐惧。随着年龄的增长，社会交往范围不断扩大，对新环境的适应能力也就逐渐增强。但有退缩行为的小儿仍不能适应新环境，不愿意随父母到不熟悉的亲朋家中去作客，甚至不愿到公园、电影院等公共场所，若勉强要他去，则表现紧张、恐惧。这类小儿一般不愿意上幼儿园，到学龄期也恐惧上学。

有退缩性行为的小儿，平时从不主动与其他小朋友交往，表现为孤癖、胆小、羞怯、懦弱，缺乏自信心和进取心。喜欢独自一人玩，即使家中来了客人，也要赶快躲起来，不愿见生人。但是在他熟悉的环境里、与自己熟悉的人在一起，还是会高高兴兴地谈笑玩耍的。有退缩性行为的小儿性格过于内向，遇到新环境特别拘谨，不愿和陌生人交往，对新事物不感兴趣，缺乏热情和好奇心。有的父母对小儿过分娇惯，生活上过度关心，因怕小儿受伤害而很少让其接触外界环境，这样的小儿缺乏生活自理能力和社会适应能力，一旦到陌生环境，就感到束手无策、恐惧，很容易出现退缩行为，有的父母对小儿管教过严，干涉过多，小儿常受批评、指责、惩罚，从而出现退缩行为。

矫治方法：

（1）正确的教养。对小儿不溺爱，也不简单粗暴及过于严厉。父母要利用各种机会让小儿到新环境中去锻炼，多与周围的小朋友接触、玩耍，培养积极向上、对人热情、活泼开朗的性格。

（2）对已有退缩行为的小儿，父母要培养幼儿的"参与"意识，应有计划地安排并鼓励小儿去帮助别人。如帮助邻居取报纸、取奶。去看望生病的同学，父母应及时鼓励和表扬他这

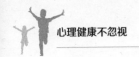

种助人为乐的品德。

（3）为消除小儿的紧张、焦虑情绪，培养社交技能，可运用行为治疗中的示范法，往往会取得较好的效果。开始时，给小儿看一些儿童友好相处的图片，听一些有关小朋友一起做游戏的故事，观看小朋友玩游戏的情景。然后，带他去幼儿园、学校参观，参与小朋友的集体活动，最后，让他逐步参加各种社交活动。

小儿的退缩行为，一般随着年龄的增长，会有好转或消退，若不注意防治，可能延续至成年并影响其社交能力及社会适应能力。因此，父母要关注有退缩行为的儿童，及时矫治。

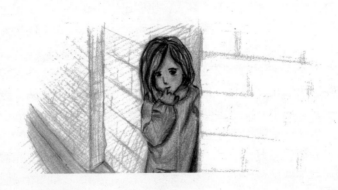

❖ 厌食症

厌食症是属于儿童期的一种进食障碍，在独生子女中较为常见。父母常常为此担忧，而到处求医，乞求能找到一种神丹妙药．或在儿童进食时采用劝诱、斥责等手段，强迫儿童进食，但结果却收效甚微。研究资料表明，儿童厌食既受生理因素的影响，也受心理因素的影响，所以单纯依靠药物治疗往往效果不佳，必须要从儿童身心两方面进行综合矫治。

矫正方法：

（1）要排除和防治躯体疾病。很多疾病都会影响食欲，如呼吸道感染、肠道感染、佝偻病、缺铁性贫血、锌缺乏症、寄生虫病等均可引起儿童食欲减退。其原因可能与疾病因素影响大脑皮层控制胃肠道的消化功能有关。对这类常见疾病，应注意预防，及早发现，及早治疗，由此而造成的厌食问题是比较容易解决的。

（2）要避免进餐时的各种不良精神因素。有些父母总担心孩子营养不够，常强迫他们进食，长期强迫儿童进食，会引起条件反射性拒食，最后会逐渐导致小儿厌食。因此，小儿在进餐时，父母千万不要勉强他进食，也不要在进餐时，批评或训斥他的缺点、错误，力求创造一个轻松和谐的餐桌气氛。对小儿在进餐时的一些不良行为，应采用"冷处理"。不必特别关注他，用完餐后，再指出他的问题，并帮助他纠正。当小儿表示不愿进食时、也暂停这一餐，到下餐再吃。父母要注意在这期间，除了喝水外，千万不要给他零食吃，让他产生自然的饥饿引起的食欲。

（3）要培养良好的饮食习惯。各种不良的饮食习惯，如过多的零食，特别是甜食、冷饮。婴儿期未按时添加辅食，没有养成良好的饮食习惯，边吃边玩或边吃边看电视等等。这些不良饮食习惯对中枢神经系统会产生不良刺激、影响对消化系统的调节，从而影响食欲。

（4）要科学地安排小儿膳食。小儿的膳食调配要多几种，多花样，吃全吃杂。每日既要分别有色、肉、蛋、乳类，也要有蔬菜、水果和五谷杂粮，少吃甜食。因为动物性食物和糖类有较强的耐饥和饱腹作用，蔬菜、水果含丰富的维生素和纤维素，有促进消化的作用，如果两者比例不当，就会影响食欲。

（5）不要滥用药物。某些父母对小儿稍有不适，就喜欢用抗生素等药物，而抗生素一般都有不同程度的胃肠道反应，

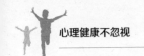

长期服用会影响食欲。此外，过量的维生素A和D，免疫制剂等药物，对食欲也会有影响。还有一些父母，过分迷信和依赖保健药品，如各种营养液，一些甜味较浓，经常服用，同样会影响食欲。药补不如食补，正常儿童吃均衡膳食，营养素就足够了，不需要再吃什么营养液。

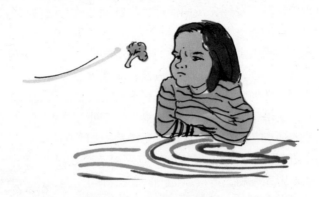

❖ 语言发育迟缓

语言发育迟缓是指小儿口头语言出现较同龄正常小儿迟缓，发展也比正常小儿缓慢。按照儿童语言发展规律，认为18月龄仍不会说单词（如爸爸、妈妈），30月龄不会说短句者，均属于语言发育迟缓。它是由于语言发育延迟引起的，并不是因听力障碍或中枢神经系统的器质性损害及严重的精神发育迟滞（智力低下）而造成。

防治方法：

（1）加强语言训练。小儿学习语言的基本方法是倾听和模仿。因此，父母要和小儿多说话，及早让其锻炼多听、多模仿和多说，特别要鼓励小儿敢说话，学会用语言表达自己的要求。

（2）多接触社会，多接触大自然，丰富小儿的生活内容。

小儿的眼界开阔广，见识广了，自然就有说话的要求。配合语言训练，小儿的语言能力就会相应地发展。

（3）行为疗法。用阳性强化法，即父母开始要小儿喊"妈妈"，如果小儿不开口，妈妈可用微笑向他点点头。如果小儿喊"妈妈"了，妈妈就应热情地拥抱或亲吻他。这样小儿就会体验到喊"妈妈"会得到如此的爱，从而激发小儿说话的兴趣和积极性。

有语言发育迟缓的小儿，父母带他到医院的儿童心理咨询门诊诊治。如果仅仅是由于个体差异，说话晚一点，2岁以后才慢慢会说话，智力发育及其他方面均正常，父母就不必惊慌。只要注意给小儿提供一个丰富的话言环境，及时加强语言训练，小儿随着年龄的增长，可逐渐获得语言能力。但如果是因孤独症、选择性缄默症、精神发育迟滞等疾病引起的，就应在医师指导下进行病因治疗。

❖ 如何防治儿童口吃

口吃又称结巴。主要表现为儿童说话时把声音或词、字重复性延长、使语流中断、破裂，而儿童又无智力发育不全。但是注意正常儿童在发育进程中也可出现轻度口吃，约40％的正常儿童有这种现象。

矫正方法：

（1）为了防止口吃，儿童从小就要学会正常清晰的语音，别的儿童有口吃时，不要让其模仿。当孩子情绪过分紧张激动时，应等情绪安定后再让他讲话。在培养儿童发正常清晰的语音时，也要把握情绪紧张和放松的矛盾，适量地给予一

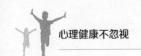

些语音训练。呼吸肌和喉肌以及与发声有关的器官有一部分不是自主地受大脑的支配，常常是自然的协调运动，口吃就是由于这些器官和肌肉不协调而产生紧张所造成的。

（2）专门的语言训练是最基本的治疗，包括肌肉松弛、呼吸均匀、谈话训练、控制讲话的速度、延长发音等；要帮助父母正确对待患儿，减少紧张，对患儿的口吃不可过分重视或任意加以体罚；要帮助患儿克服情绪上的问题，尤其对年幼的儿童，帮助他们的父母正确对待患儿十分重要；年龄较大的儿童，常常会伴有害羞、焦虑等情绪问题，此时应给予支持性的心理治疗。

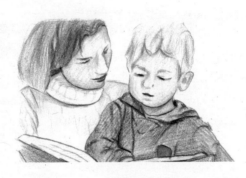

❖ 怎样才能使孩子不再羞怯

研究显示，害羞的儿童往往学习较差，他们不愿参加集体活动，无法在集体面前表达自己的思想观点，不愿参加课外活动，很少与人交往。

矫正方法：

（1）要善于观察。研究表明，50%以上的男孩和10%以上的女孩多少都有羞怯的心理。这些学生往往以逃避课堂讨论，消极对待课外活动等行为来掩饰他们羞怯的心理。心理学家认为，害羞的人总是消极被动地对待一切。不过，有些羞怯孩子的表现可能恰恰相反。教室里的恃强凌弱者中有不少人生性很害羞。

（2）不要"对号入座"。有些父母喜欢轻易将孩子贴上"害羞"的标签，比如，有的人说"我们儿子很怕羞"或者"他是全班最害羞的一个"，这些话往往会对孩子产生意料不到的反作用。

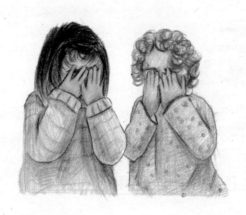

❖ 睡眠不安

睡眠不安是指小儿睡眠不深，易醒，不能连续，整夜的睡眠，常见于婴幼儿。

矫正方法：

（1）病因治疗。父母要了解婴幼儿睡眠不安的原因，及时给以消除，如有躯体疾病的，要及时医治。因心理社会因素引起的，父母要合理解决好家庭的矛盾及生活应激事件，消除其焦虑、紧张情绪。

（2）创造良好的睡眠环境。保持室内安静，灯可调暗些；室内不要过热或过冷；通风良好；睡前一定要让小儿蹲盆小便；睡前不要给小儿听和看过于兴奋或恐怖的影视故事；在小

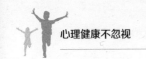

儿入睡前，要向他道声晚安，使他有轻松安宁的心境。与小儿道别时，小儿哭闹，不愿入睡，父母可采取不予理睬的态度，让他感到你确实不会再哄他，他也就自然而然地安静入睡。

（3）生活要有规律。小儿吃、玩、睡要定时。白天要有足够的活动量，晚上睡眠前1小时要让小儿安静下来，不要使之兴奋，培养小儿独自入睡的好习惯。晚饭要清淡，不要吃得过饱，以免引起胃肠不适，影响睡眠。

（4）药物治疗。小儿原则上不用安眠药，对个别小儿睡眠太少，父母又极度焦虑者，可在医师指导下，服用小量镇静药。

❖ 为什么孩子不能长期用电脑

最近，芬兰心理学家指出：青春发育期前的儿童若长时间与电脑相处，对其思维和感情生活将会产生不良的心理影响。心理学家认为：人的心理状况是在环境与人相互影响中形成的。由于人的脑细胞适应能力特别强，人对自己所在的环境很快就会形成一种心理状态。心理学家从这一原理出发研究，电脑对儿童心理健康的影响，主要表现在以下几个方面：

（1）人的思维是一种内在的交谈，人的经验、词汇、语言等共同形成了人的逻辑思维方式。青春发育期前的儿童长时间地与电脑打交道，他所形成的基本思维将与电脑的符号式思维相同，即零碎的符号式机械思维代替了人的逻辑思维能力。

（2）电脑正在成为人的记忆的替代物，若儿童一味地使用电脑来替代头脑的记忆，那么，人脑将降为智能机器。

（3）儿童若过早长时间与电脑相处，会在情感上对电脑的信息世界产生一种眷恋和过分的依赖之情，他们不了解电脑并不能解决一切问题，过分依赖电脑与过分依赖父母一样，都不利于孩子独立生活能力的形成。

（4）人的道德观念和处世准则是通过人与人的相处和交流形成的，电脑不能告诉孩子什么可以做、什么不可以做。不善于与人交流只会与电脑相处的孩子，不仅在人际关系上有缺陷，而且也不利于良好道德观念的形成。国际互联网上的色情内容对儿童的毒害非常严重，更值得引起高度重视。为此，心理学家告诫人们：不要认为儿童长时间独自使用电脑有益无害，家长应该和儿童一起使用电脑，给孩子一定的指导并与孩子交流。

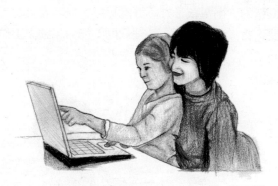

❖ 儿童少年好的标准是听话吗？

什么样的孩子是好孩子呢？一般的父母都会脱口而出："听话的孩子是好孩子。"这种衡量标准对不对呢？

要求孩子听从父母的正确教导，当然是应该的。但如果笼统地把听不听父母的话，作为衡量孩子好不好的唯一标准，显然是不对的。因为父母的话不见得句句都正确，更不见得句句

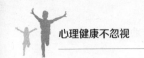

是其理，所以要求孩子绝对听从父母的意见，实质上是要把孩子培养成唯唯诺诺、唯命是从的人。

把孩子"听不听话"作为衡量孩子的唯一标准，在实际生活中是行不通的。这种标准在实质上是一种传统的陈旧观念，是封建家长制思想的反映，是"父为子纲"思想的体现。

这种做法是从根本上否定了孩子的个性和他瞬息万变的内心世界，把孩子看成了自己的附属品。在今天，用听不听话作为衡量评价孩子的唯一标准，肯定会遭到孩子的抵制。应该看到，儿童少年接收了大量的新的知识和信息，并以此去观察社会和评价个人，往往与父母的评价标准发生冲突。家长或长辈人如不认识和处理好这个问题，有可能加深两代人感情的代沟，孩子也有可能失去对父母的信任。

我们认为，衡量孩子好不好的标准，应当看其是否适应社会的需要，看其独立分析、处理问题的能力和独立工作的能力强不强。

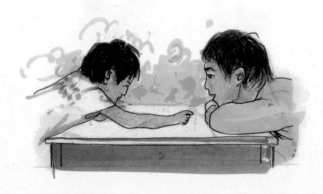

❖ 什么是儿童学习能力障碍？

学习困难又叫学习障碍，是指儿童在获得知识上发生困难，这是学龄期儿童的一个常见问题。儿童学习困难受多种因素的影响，具体说有下列几种：①儿童身心状况不佳；②学习兴趣不浓，接受能力和理解能力较差；③外在环境不好，如家庭不和睦，气氛紧张，学习环境嘈杂等。

孩子学习不好并不都是智力的问题，这是许多专家们证实过的，但为什么智力正常而学习成绩却总不理想呢？心理学家们认为，原因主要是学习能力障碍。

学习能力并不是人们认为的会写字、算术等技能，它是感知、认知、自控力、理解、记忆、操作能力等诸多能力的综合体现。它包括：

（1）能够将外界传给大脑的信息进行正确的综合分析并做出相应的行动的能力。例如，能够全神贯注地听讲、看、听与文字表达内容相一致，而不写一半忘一半等。

（2）理解与记忆能力。不是机械学习课本内容，能将所学知识储存在大脑中。

（3）学习计划和控制能力。能够安排自己的学习计划，有自控力和自觉性，不是写作业拖拖拉拉，甚至不完成作业。

（4）学习操作能力。写作业时能手、眼、脑相协调，专心致志，而不是边写边玩，或极易受外界干扰。

❖ 如何培养学习兴趣？

学习兴趣对孩子的学习态度和学习的积极性是很重要的，对学业的成功有很大促进作用。

那么，怎样培养孩子的学习兴趣呢？

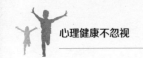

（1）适当参加竞赛活动。国外许多心理学家的实验研究表明，在竞赛过程中，自尊和自我实现的需要更为强烈。多数人在比赛的情况下，学工作一般比没有在比赛的情况下好得多。但我们也要防止由于竞赛造成紧张气氛产生怯场的心理状态。

（2）多去体验学习成果。我们知道，人们在取得一定成果后会感到很有成就感的，同时也会增进他对这项工作或学习的兴趣。当取得成绩时，获得称赞和鼓励，这样更能激发学习兴趣。

（3）学以致用。就是把学到的知识用于实践，在实践活动中感受到知识的重要，增加求知欲望，发展学习的兴趣。还有，多了解一些课外的知识，拓宽知识面。

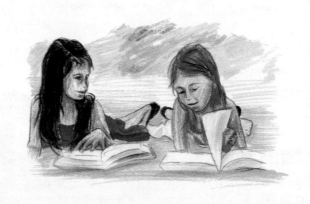

❖ 什么是学校恐惧症？如何治疗？

学校恐惧症是一种较为严重的儿童心理疾病，多见于7～12岁的小学生。由于存在各种不良心理因素，使学生害怕上学，害怕学习，具有恐惧心理，故又称"恐学症"。

观察发现，患学校恐惧症的孩子主要特征是害怕上学，甚至公开表示拒绝上学。一旦父母或其他人强迫其上学，就会出现焦虑不安症状。常见者表现为心神不定，惶惶不安，面色苍白，全身出冷汗，心率加快，呼吸急促，甚至有呕吐、腹疼、尿频、便急等。而倘若父母同意暂时不去上学，则症状可马上缓解。

应制订以下计划：

（1）尽快回到学校去。开始时在学校待一个小时也好，如果这步成功了，可将时间延长至2小时，然后再延长至半天。

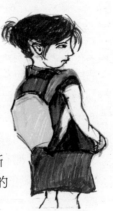

（2）克服恐惧心理。肌肉松弛疗法是帮助这类孩子克服恐惧心理、解除焦虑症的行之有效的方法。当孩子接近学校门口时，反复做深呼吸，待全身肌肉渐渐放松之后，再进校门，以克服上学时产生的恐惧感和焦虑症状。

❖ 青少年怎样才能保持心理健康？

（1）注意学习中的心理健康。青少年浓厚的学习兴趣，旺盛的求知欲，信心百倍地攀高峰，这是难能可贵的。

（2）培养良好性格。青少年一定要注意性格的培养。博爱、勇敢，不怕困难，乐观向上，宽以待人，与人为善等良好的性格特征，是心理健康的标志。而狂妄自大，自私自利，胆小怕事，狭隘猜疑，抑郁寡欢和无端悲观，则既是性格的极大缺陷，也是心理不健康的表现。

（3）学会正确评价自己。青少年往往不是过高估价自己，就是过低估价自己，过高估价自己时容易目空一切，过低估价自己时又易自卑自弃。这个问题，表面看似是缺乏社会经

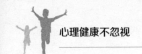

验、思想片面，实际上也是心理不健康的一种表现。青少年一定要学会诚实平静地分析自己的优点和缺点、成功和失败，发扬优点，克服缺点，用自己良好的行为来争得他人对自己的尊敬。

（4）建立良好的人际关系。一是建立与父母的良好关系，二是建立与老师和同学的正常关系，三是把自己置于群体之中，不寡交，不与人疏远。

（5）健全的情绪。青少年一定要培养自己乐观向上、热爱生活、热爱学习和对前途充满信心的健全情绪。健全情绪来自对自己情绪的控制，特别是对自己随时出现的不良情绪的消除和转移。多样的情趣爱好有助于健全情绪的养成，如音乐、体育、绘画等，都有利于解除心理紧张，陶冶高尚的情操。

❖ 少儿怎样增强记忆力？

一些少年儿童常常埋怨自己的记忆能力差，甚至将学习成绩不好也归罪于记忆力不强。那么怎样才能增强自己的记忆力呢？

记忆，就是大脑皮层神经细胞兴奋的结果。神经细胞每兴奋过一次，就留下了一个痕迹，等到适当的时机它又复活起来，也就是过去神经细胞兴奋时留下的痕迹又重新兴奋起来。记忆的过程，首先是接触外界事物之后的"记忆"；随即在脑子里"保存"，保存的时期长短就得看识记的刺激强度和时间如何；一旦回想起过去记忆的事物，就是"复呈"；有人自己忘记过去的事，经人提醒后又记起来，这是"再认识"。记忆的全部过程实质上是一种"条件反射"。

弄明白了以上的基本知识，就能掌握增强记忆力的几个要点：

　　（1）要目标明确。我们在日常生活中曾遇到这样的情况：有个健康人住在几层楼上，尽管他每天多次上下楼，但要询问他楼梯有多少级，往往回答不出来。如果再问一个同样住在这层楼的盲人，他会准确地告诉你楼梯的级数。因为前者没有记忆楼梯级数的需要，而后者将这作为必要的记忆目标，换句话说后者是个"有心人"，所以记得清楚。

　　学生要学习好功课，就得明确学习和记忆的目标，才能将知识记得牢固，记得长久。

　　（2）要充分理解。我们想记住书本上的知识或其他某些事物，首先要对这些知识或事物的内容、原理、特点进行理解，同我们大脑皮层原先已记得的知识建立起有机的联系，这样才能在充分理解的基础上记得牢固。单纯依靠"死记硬背"的记忆是不能持久的。例如学习一个数学公式，我们先将这个数学公式的有关推算形成过程充分理解后，再记忆公式的结果，将会经久不忘。

　　（3）要注意力集中。少年儿童上课时，如果注意力不集中，杂念丛生，学习的东西肯定不容易记住。有人作过观察，阅读课文时注意力充分集中只读两遍，比注意力不集中时读十遍八遍的记忆效果要好。情绪不好，思想上有杂念，学习环境喧闹，都容易分散注意力，影响记忆能力。因而学习时注意力一定要集中。

　　（4）要尝试背诵。在学习、背诵一篇课文时，一般会有两种方法：一种是反复阅读，一遍又一遍地读原文，直到读熟记住为止；另一种是读1到2遍后就进行尝试背诵，如果遇到困难，马上打开书本对照一下有否错误，接着再背下去。经过实验证明，后一种方法比前一种方法效果好。因为尝试背诵，可以检验并掌握自己什么地方已经理解和读熟，什么地方还需

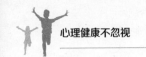

要加工再读，从而引起积极思维，有的放矢地将记忆点放到薄弱环节上来。

（5）要勤于思考。在学习时常可遇到这样的情况：我们本意并不一定存心去记忆一件事，但由于动了脑筋去思考它、研究它，事后自然而然地记得十分清楚。例如：甲学生在做一道数学难题时，认真动脑筋进行了思考，结果对这道题的内容、数字和题解印象很深，考试时再遇到类似的题时，他就能记起这种数学题的解答方式。乙同学同样也做这个数学难题，可是却不愿积极思考，而是动不动问老师或同学，马马虎虎，题目虽然做完了，时间久了就忘得一干二净。这例子说明认真思考能增强记忆能力。

（6）要及时复习。小学生们还必须设法使已经记住的知识保持不忘，否则随学随忘，前功尽弃。根据科学观察发现：通过学习记住的知识，到第三天时会忘记10％左右；再隔一星期，又忘记8％左右；这之后的两个星期，记忆并没有明显减退。这说明一个人"忘却"的规律是"先快后慢"，从记忆后到第三天是忘记的比例最多的时间。因此，当我们上课学到知识后，应该在头两三天内进行及时复习，然后隔一个星期复习一次，再隔两个星期又复习一次。以后，分别隔一个月、三个月、半年、一年复习一次，这样就能将知识牢牢记住，不被遗忘。

注意青春期性教育

❖ 什么是青春期?

青春期是儿童发育到成人的过渡时期,是生长发育突飞猛进的时期,这个时期,既有儿童的特点,又有成人的萌芽。青春期是决定人一生的体格、体质、心理、道德形成的关键时期。

青春期的年龄范围在国际上定为10~20岁,我国习惯指11~12岁到17~18岁。女孩进入青春期较男孩早1~2年。青春期开始是成熟的标志,发育的速度和程度,存在着极大的个体差异。

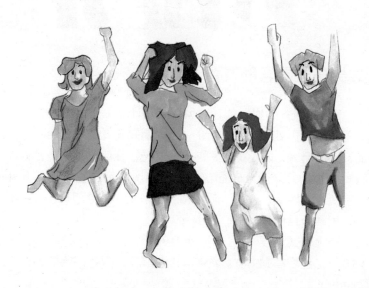

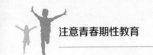

❖ 男生青春期特点

　　男生青春期不仅身体发育迅速，男性特征也逐步发育成熟。如出现音调低沉、喉结凸出、长胡须和阴毛等男性第二性征，并有遗精、手淫等生理现象。

　　男性：长胡须，喉结突出，声调低沉，肌肉发达，体毛较多，长出腋毛，生殖器四周长出体毛（阴毛）。

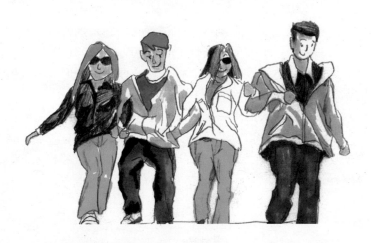

❖ 男生性器官的发育

　　男孩子约在9岁以前，睾丸体积较小，长度小于2.5厘米，阴茎和阴囊仍处于幼儿型。9～11岁期间睾丸长度开始有所增加，阴茎增大，阴囊的皮松落，带红色。在阴茎根部及耻骨部有短小、颜色淡而且较细软的阴毛出现。到12岁以后，睾丸开始变厚、增重、加长，阴茎和阴囊增大，阴毛增长，颜色转黑，稍硬而且稠密。

　　睾丸增大是男性青春期发育开始的信号。时间在9.5～13.5岁，平均在11.5岁。约半年至1年后，阴茎开始增大，阴茎突增的年龄平均在12.5岁。在青春期前，阴茎长度一般小于5厘米，至青春期末可达到12.4厘米。

　　睾丸的主要功能是产生精子和雄激素。精子离开睾丸后，在附睾内约停留21天，继续发育成熟，与精囊所产生的精囊液、前列腺产生的前列腺液等混合，形成精液。精液在体内积累到一定量，就会溢出而遗精。所以，遗精是青春期发育后男性的正常生理现象。

　　首次遗精发生的年龄在12～18岁，平均为15.6岁。多出现在夏季，一般发生在睡眠中。有些男孩因毫无心理准备。常会感到恐惧。有些可能惊慌失措，有的甚至以为自己患了疾病，但羞于启齿而无处求助。

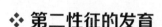

❖ 第二性征的发育

　　主要表现在阴毛、腋毛、胡须、变声、喉结出现等方面。阴毛开始发育的年龄有很大的个体差异，一般在11岁左右开始出现。1～2年后腋毛也开始出现，胡须也随之萌出。13岁左右声音逐渐变粗，约至18岁时完成发育。此外，值得注意的是，男孩中有1/3～1/2的人会出现乳房发育，经常表现为先有一侧乳头突起，乳晕下可触及硬块及轻微的胀痛。一般在半年左右会自行消退，属正常现象。

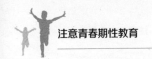

❖ 青春期男孩需注意阴茎包皮的清洗

　　男孩子在幼年时，阴茎的包皮会将阴茎头（又称龟头）盖住。随着青春发育的开始，阴茎上的包皮会逐渐向上退缩，慢慢露出龟头。在这一变化过程中，阴茎头部冠状沟相当容易囤积脏物，形成白色甚至紫黑色的"包皮垢"。包皮垢是细菌的良好培养源，很容易导致包皮和阴茎头发炎，所以应该养成经常清洗阴茎和阴部的习惯。在清洗时，将包皮往上推送，露出龟头，然后用手指合着肥皂和清水慢慢地清洗，为保持外生殖器的清洁，应该经常更换衬裤。衬裤布料最好选用透气性强的纺织品，且要略微宽松一些。

　　睾丸是身体的重要器官，十分脆弱，又因为露在体外比较容易受到伤害。所以，在嬉戏运动过程中，男孩要随时注意保护自己的生殖器官，同时注意千万不要去踢打他人的下身。

　　睾丸正常的位置是在阴囊内，如果阴囊内无睾丸或缺一只睾丸，就称为"隐睾症"。隐睾是男孩中的一种先天性畸形。患者如果能够尽早治疗，仍可与同龄男性一样健康发育。

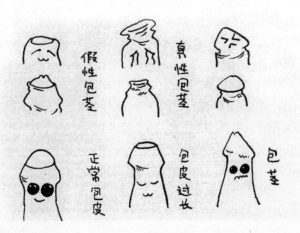

❖ 遗精是怎么回事

遗精是"精满自溢"的正常现象。常常发生在夜里做梦的时候，所以也称"梦遗"。首次遗精高峰年龄为14岁。首次遗精后男孩在生理上算得上是成熟的男人了。一般每月有1～2次遗精，属正常的生理现象，应消除不必要的紧张和焦虑心理。在清醒的时候发生的遗精称为"滑精"，两者无本质区别。

有些青少年对遗精现象不了解，误以为会影响健康，产生了焦虑心理，其实完全不必要。平时可备一条小毛巾，如夜里"有情况"也不要大惊小怪，遗精时可用其来擦拭干净。内裤宜选用软质布料，不宜太紧，避免刺激。睡时被窝内不宜过暖、被子不宜过重，最好侧睡。有一些青少年遗精频繁，如一两天一次或一天数次，那就不正常了。其主要原因：一是受到社会上不良的或者不适合青少年的性信息的刺激，如受淫秽书刊、影像的影响，常常沉浸在性幻想中；二是生殖器官局部受到不良刺激，如包皮过长、尿道炎、前列腺炎等炎症刺激；三是生殖器官因内裤太紧受摩擦刺激或睡觉时被子盖得太厚；四是玩弄自己的生殖器。只要认真纠正这些不良的行为，或是经医生诊治有关疾患，一般能够解决频繁遗精的问题。

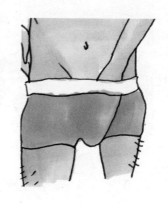

❖ 包皮过长与包茎

包皮过长是指包皮在任何状态下都遮盖住全部阴茎头。包

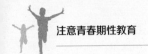

茎是指包皮很紧，包皮口小而且无伸缩性，不能以任何方法使包皮退缩并露出龟头。男孩在青春发育之前，包皮盖住龟头属正常现象。随着发育开始，阴茎逐渐增大，包皮会慢慢向后退缩，露出部分或整个阴茎头。这个过程需要的时间比较长，因为男孩一般到18～25岁才能发育完善。在此期间，只要经常清洗阴茎，保持包皮囊内的清洁，不让冠状沟处生出包皮垢，那么包皮长些完全没有必要过度忧虑。

青少年中的大多数包茎现象属假性包茎，主要由于从来没有翻开包皮，洗过龟头，致使包皮与龟头粘连，或因被包皮垢抵住，包皮无法往上推送。处理的方法是，养成经常清洗阴茎的习惯，在清洗时往上牵拉包皮，包皮口会逐渐变得宽松。如果是真性包茎，则需要请医生诊治。

手淫是指用手玩弄生殖器，以达到发泄性欲，获得一种性满足的动作。男生手淫多发生在13～14岁。虽然手淫是男生正常的生理现象，但频繁的手淫则会造成体质虚弱，精神萎靡、失眠。因此，要养成良好的生活习惯，不睡懒觉，不抽烟，不喝酒，不吸毒等等。每天睡前清洗阴部；平时把精力集中在学习上；多参加文体活动；不看黄色书刊和黄色录像等。

❖ 男生青春期的心理变化

出于对女性好奇的心理，促使处于青春期的男孩会依次做出以下选择：首先是欲接近但表现为疏远女性，对女性往往表现冷漠、躲避或其他消极的态度；其次，是一种完全相反的举动，在各种场合讨好女性、尽量表现自我，尤其是在集体活动时设法引起女性的注意等。这一时期的男孩开始注意打扮，变得爱美了；第三，部分男孩已经开始尝试恋爱，开始追求自己仰慕的女性，也就是所谓的初恋，但这种恋爱形式有时是单方面的，即单相思。

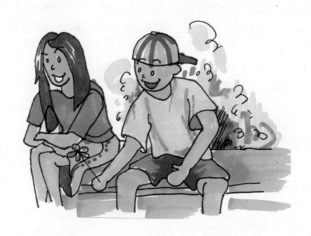

❖ 青春期男孩常见的疾病

（1）隐睾症。由于睾丸受到体内较高温度的影响，进入青春发育期后，生精上皮细胞萎缩，从而不能产生精子。两侧隐睾者，大多因无精子而不能生育。倘若能及时发现隐睾症状，在9~11岁时做睾丸固定术，则约有79％的患者可重获生育能力。

（2）精索静脉曲张。这种病症在青壮年中较为常见，尤其多见于青年。精索静脉曲张，不仅会引起阴囊坠胀，更严重的是它可使睾丸温度升高、局部血液瘀滞并由此所致缺氧，最终导致精子生成障碍。这类病人如能及早进行精索静脉高位结扎术，则可恢复生育能力。

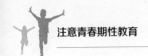

（3）包皮过长。进入青春期，包皮内分泌物会逐渐增多。如果包皮过长，包皮垢过多，极易使包皮和阴茎头发生膜性粘连。包茎还是阴茎癌的发病原因，因此，包皮过长的患者，需要及早治疗。

（4）频繁遗精。据统计，80%以上的未婚男青年都有过遗精。一星期有一次遗精并不算异常，对身体健康不会产生不利影响。然而，倘若遗精次数过多，或一有性冲动阴茎就有精液流出，这就属于病态了。对频繁遗精的孩子，需进行治疗。

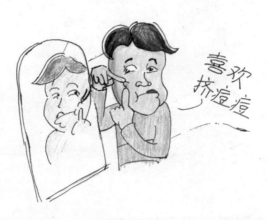

❖ 注意给青春期的男孩补充充足的营养

进入青春期前，男孩、女孩的身高差别很小，群体均值水平男孩略高于女孩1～5厘米，但经历了10年左右的青春期后，成年男子的身高明显高于成年女子。

一般青少年在青春期身高突然增长并持续3年左右，男孩在这期间每年可增长7～9厘米，最多可达10～12厘米。男孩在整个突增期平均长高28厘米左右，比女孩高3厘米，约占成人身高的90%，体重也会增加，为成人的80%～90%。另外，女孩在青春期侧重脂肪的发育，男孩则是骨骼和肌肉迅速发育。

由于生长发育的"迅猛"，男孩对营养的需求大增。这期间，他们对热量、蛋白质等营养素的需要量是一生中最高的。青春发育期，男孩生长发育需要的热能从食物中提供，且他们的基础代谢增高，体力活动增加也需要较多的热量维持，因而每日的食物中要保证有足够的热量及蛋白质。在安排青少年高热量、高蛋白的膳食时，应以平衡膳食、全面营养为原则，既考虑他们所需热量，蛋白质、碳水化合物，也保证各种维生素、矿物质的摄入，选择的食物要广泛，主、副食搭配。

男孩在发育期比女孩食欲强、食量大，因此谷类食物摄入十分重要。谷类食物包括稻米、面粉、小米、玉米及甜薯等。它们是人体热能的主要来源。一般来说，13～17岁的青少年，日进餐主食不应少于500克，否则时间长了必然引起不良后果。动物食品如鸡、鱼、猪、牛、蛋乳类食物等都是蛋白质最好的来源。男孩在青春发育期因身体生长迅速，身体内各组织、器官、肌肉部随之发育、增长，所以体内需要大量优质蛋白质构造组织、促进生长发育。动物食品若不能保证每日充分供应，要利用我国盛产的大豆资源的优势，从中摄取植物蛋白质，以保证青少年每日蛋白质的需求量。因此经常摄入豆制品，既能改善膳食品种，又能增加营养，且十分经济。

男孩除要摄入谷类、动物食品外，还应注意多食海产品、蔬菜、水果等。男孩青春期骨骼发育较快，应多食含钙、磷等矿物质丰富的食物，如虾皮、海带、乳制品、豆制品等。每天应食400～500克新鲜蔬菜，以保证维生素和矿物质、纤维素的摄入。

有些男孩食欲好，偏爱肉类炸制食品，尤其市场上应运而生的各种中西快餐店，制作的含高脂肪、高糖、高蛋白质食品如炸鸡、汉堡包、三明治、冰淇淋吸引孩子们。而长期过度食用这种快餐食品，对身体有害无益，且暴饮暴食有伤脾胃，影响摄入其他食物，也是引发肥胖和增加成年患心血管疾病概率的因素。

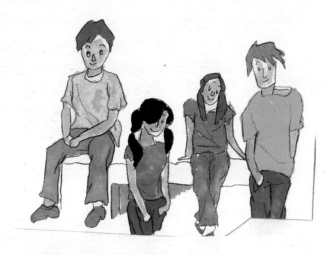

❖ 月经到底是怎么回事？

第一次来月经的年龄，并不是固定的。这和遗传有关，如果女孩的母亲很早就来月经，那么她也可能如此。一般地，女孩子到了十二、三岁，就会有第一次月经。月经初潮时，小女孩手足无措，不知道怎么办。为什么会有月经？随着身体的成长发育，大脑会刺激性腺而分泌激素，而这激素便是人体发育的导演，一切有关人体的成长发育，都由它来指挥。

女性体内有一个促使月经形成的系统，即："下丘脑-脑垂体-卵巢-子宫内膜"。下丘脑属于脑的性中枢，由它产生激素刺激脑垂体，垂体受刺激后，又会产生另一种激素去刺激卵巢，这时卵巢就会释放出性激素和促黄体素，使子宫内膜变厚且充满血液。当卵巢所释出的两种激素达一定浓度时，下丘脑就会自动停止激素的分泌，其他激素也会随之减少。若没有受孕，子宫内膜就会自然脱落，剥落的组织和血液经阴道排出体外成为经血。

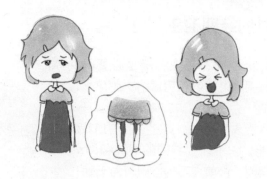

❖ 女生青春期特点

　　直至今日，医学虽发达，仍没有人确切地知道，是什么原因促使了月经开始来潮。医学界认为可能是由脑部、肾上腺、卵巢，或是甲状腺产生的多种激素及化学物质互相作用的结果。

　　月经是成长的自然现象，表示在生理上已发育成具有生育能力的成熟女性，当踏入青春期，女性最主要的性腺之一卵巢，便开始运作了。卵巢每28天一个周期，释放出一个卵子，卵子成熟剥落，便是月经了。这也表明女孩的性器官已发育成熟，并能怀孕了。

　　一旦有了月经，不要以为以后每个月都来一次！事实上初期来过后，有的人要隔好几个月又来，甚至隔半年以上，而月经周期也不是很规律。月经周期平均为28天至30天。若在26天至33天内也是正常的。大多数的少女会在初经之后，经过1年或18个月以上才较规律。所以，女孩不必为刚开始时的周期不准或血量不固定而烦恼。有的人月经周期从来就没规律过。

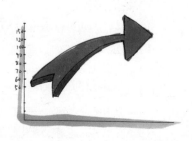

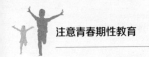
❖ 少女的经期卫生

在月经期间，每天洗澡是必要的。沐浴时，最好采取淋浴，若用盆浴，肥皂水容易进入阴道，会引起阴道刺痛而感染。千万不可将水灌入阴道内，其实阴道有自我洁净的功能，它不需要特别的盥洗和消毒。擦洗阴部时，由前往后的方向较为正确。

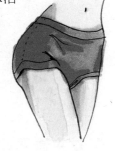

❖ 简易经期止痛法

当少女受痛经的困扰时，不妨试试以下几个简易的止痛妙方。

（1）尽可能保持日常的活动，以转移痛经的痛苦。

（2）可用热水袋或热毛巾放在下腹部热敷，以减轻痛楚。

（3）吃些温热的汤饮，可以温暖子宫，缓和经痛。

（4）使用一些常用的止痛剂，可以缓解痛感。

月经前紧张和痛经是不能混为一谈的，两者并无关联。对于许多少女来说，经前的紧张不仅仅造成情绪低落、脾气暴躁、容易流泪，情况可能要复杂得多。症状往往因人而异。据调查，许多少女经常出现的症状有：

（1）头痛。

（2）关节疼痛。

（3）重复出现的过敏性反应。

（4）不能专心。

（5）不耐烦、易发脾气。

（6）觉得所有人都跟自己作对。

（7）活动反应迟钝，易发生意外。

（8）说话词不达意，结巴不流畅。

（9）情绪低落。

（10）体重增加。

（11）失眠。

造成经前紧张的原因十分复杂。而且涉及多个器官和激素。其中原因之一是：令体内水分不能排出的抗利尿激素，此时分泌量特别多。所以，服用利尿剂可能对此有一定的治疗效果。原因之二是：半数以上情绪低落的少女，她们也缺乏维生素B_6，在服用维生素B_6以后，情况好转的人很多。但是在没有经过医师指导时，千万不可以擅自服用维生素B_6。原因之三是：脑垂体产生的卵胞刺激素（刺激卵巢产生雌激素）和黄体生成素（刺激卵巢产生黄体酮）的分泌量不平衡，有些少女是由于缺乏黄体酮，只要注射黄体酮便可以减轻不适。

闭经也就是无月经，是指完全不来月经。这种情况通常与身体代谢的疾病或染色体不正常有关。如果少女一直到十七八岁还不来月经，就应该到医院接受详细的身体检查。

医生首先会替她做一些化验，看她的性器官是否正常，她的激素分泌是否正常且平衡等。通过化验，医生可以找出代谢方面的疾病，或某些染色体的异常。通过检查和化验，找出真正的原因，而给予合适的激素治疗，便可解决无月经的烦恼了。

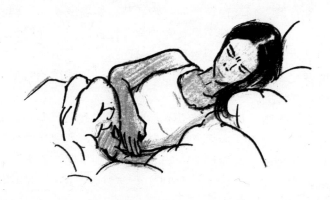

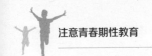

❖ 毛发长出不烦恼

当你在洗澡之际，忽然发现腋下有那么一两根长长的毛发，是否会吓一跳呢？也许你会忍住轻微的痛，把它拔掉了，但没多久后又长出来，而且愈长愈多。

腋毛和阴毛，正如头发，都是自然的生理现象而已，身
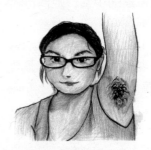体成长到一定的阶段，它就自然出现。一般来说，女孩长出阴毛大约是在12岁，而长出腋毛大约在14岁，汗腺也在此时活跃起来。

女孩身上毛发的出现，是青春发育的必经阶段。只要一切正常，就没有什么害羞的，更不用担忧！

❖ 胸部的变化

青春乍到，最令少女难堪的，可能是藏也藏不住的胸部变化了。本来一向都不太去注意的乳房，乳头怎么变得明显而突出？整个乳房也肥大了。洗澡时，不禁一次又一次的用毛巾去紧勒它，好让它缩回去。这是没用的！因为人的体内有一种激素，到了青春期便开始活跃，随着成长，生理发育也是自然的变化，胸部是女性的第二性征之一，当然也会有它自然发育的历程，面对身体成长而带来的青春期发育历程中的变化，女孩生理和心理的调适要通过各种途径，加以咨询和妥善解决。

刚进入青春期的女孩，不必为胸部的大小而担心，随着身体各部位发育，少女的乳房自然会变大。乳房是由乳腺和脂肪所构成的。乳腺能分泌奶汁，脂肪则是保护乳腺的。人体的乳房大部分是脂肪。所以，女孩只要摄取充分的营养，

就能增进乳房中的脂肪。但是，有的少女为了拥有苗条的身材节食，不顾营养得失，这样便妨碍了正常的发育，乳房便发育的不好。

有的人会发觉左右两边的乳房大小不一，其实这是很正常的。习惯用右手的人，右胸的肌肉自然会比较发达，右边的乳房自然也比左边的乳房大了。

如果女孩希望拥有丰满的胸部，就要注意随时伸直背部，挺起胸膛。这样，不知不觉中会促进胸肌发育，使乳房曲线美观。另外，也可以多做扩胸运动，达到胸部健美的目的。

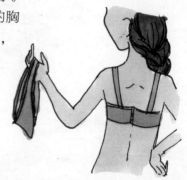

❖ 不能因为肥胖而节食

正值青春发育期的女孩，其实不必为身材而烦恼，因为正在发育，若为了苗条而节食，是会影响健康的。不管女孩是胖是瘦·，发育期间如果没有摄取充分的营养，一段时间之后就会体力不支，健康状况也会亮起红灯。况且，节食不是减肥的方法，想要苗条，加强运动才是最有效的良方。

专家指出，如果为了想瘦而不吃早餐，那么，体内会分泌一种特殊的激素，使人发胖。所以，不吃早餐是不能减肥的。

饥肠辘辘的时候，食物会使胃肠的活动趋于激烈，这种消化活动正如运动员的赛跑一样。发胖是由于进入体内的热量，比身体运动时所消耗的热量还多而积存在体内，进而造成了肥胖。换句话说，如果你运动量大得足够把热量消耗掉，就不会发胖了。

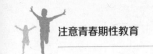

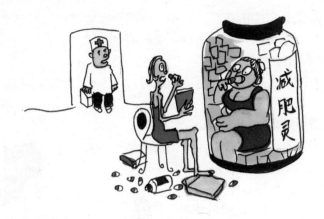

❖ 讨厌的狐臭

　　狐臭是怎么来的呢？在人体腋下的皮肤里有一个特别的汗腺，称为泌离腺。由泌离腺所分泌出来的汗，与皮肤表面的细菌混合，才会产生狐臭这种异味。

　　进入青春期以后，性激素分泌剧增，泌离腺也跟着活跃所以才产生狐臭。除了腋下，在人体的耳朵及阴部也有泌离腺。因此，属于油性人的耳屎，也有产生狐臭的可能。

　　虽然每一个人都有泌离腺，但并不是每个人都有狐臭。大多数人皆有一点点轻微的狐臭，被我们称之为"体臭"。虽然很多人讨厌狐臭，但有些人却偏爱这种体臭呢！

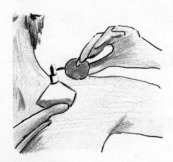

　　身上有异味，让人感到困扰。轻微的狐臭，只要注意清洁，使用药皂来洗澡，便可以解决你的烦恼，因为药皂具有杀菌作用，能除去与汗水混合的细菌。比较严重的狐臭，可以找医生诊治，有的也可以开刀治疗。

❖ 悄悄话：说说"性"

大多数的青少年对性，都怀有似懂非懂又刺激又好奇的复杂矛盾心理，这是很正常的。因为我们的社会礼教和许多公众舆论也一致认为，未成年人的性行为是不道德的，而性行为应该只是婚姻的一个部分。但是，电影、电视、媒体、广告及各种杂志，它们传达着到处泛滥的随便性行为。其实，根据调查，现代青少年对性的看法的确是很混乱的。她们经常感到自己受到很多正面的和反面的压力。有时，她（他）看不惯同学和朋友的行为举止，却又偏偏跟着她们走，因为她（他）不想被孤立或觉得没面子。

对性满怀好奇心，想探个究竟，是青少年男女共同的心态。青少年假如没有从正当的渠道得到正确的性知识，会混淆他们的性观念。所以，花时间去思考一下"性是什么"对青少年的成长是有帮助的。大多数的人对这个问题都不曾认真思考过，如果他们能认真思考人们对性的看法，可能会有助于得出结论。

从最根本上说，性是为了物种生存而存在的，它保证了种族延续。从社会和家庭的角度来说，性是夫妻之间密切而持久的联系，帮助他们建立家庭。性更给人养儿育女的乐趣。性最吸引人的特质，在于它比其他的方法更能表达两个人之间那份特殊的关怀、爱恋和情感。从医学角度来看，女孩子不宜在年纪很小时就与男朋友发生性行为。从两个方面来说，一是就生理方面，过早进行性行为，尤其是青少年时期有两个以上性伴侣，会使你更容易患上子宫颈癌；二是就感情方面来说，任何少女在未认清性爱和性价值之前，就和人发生性关系，这是很不明智且危险的行为。

性关系的基础是彼此都认为对方是自己最关心、最重视的人。若没有这样的基础，你们就还没有足够的条件去发生性

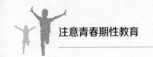

行为。当女孩怀疑男友图谋不轨时，就不要贸然与他发生性关系。有些青年人认为性关系会使他们成熟起来，是她们向父母报复的手段，不会在男友间丢面子，或者使她们能够跟上潮流，这些潜在的意识都是错误的。

❖ 痛经和闭经

少女最常遇到的经期问题是"痛经"、"月经前紧张"、"闭经"。大多数少女烦躁，可能都来自以上三种生理上的痛苦，现代医学都已有治疗的方法了。

"经痛"，或叫"痛经"，是指痉挛性经痛。症状有的只是轻微的不适，有的则痛得完全不能行动，早先，这种经痛，被看作是一种神经过敏的反应。现在医学已证明其起因乃源于激素，而并非源自脑部。少女的一般经痛可能是"前列腺素"分泌太多，也可能是子宫对分泌量正常的"前列腺素"比平日敏感。

"前列腺素"是直接调控分娩的激素，它促使子宫有节奏而强烈地收缩，使胎儿被挤出产道。所以，经痛也是子宫强烈收缩的结果。而最根本原因是"前列腺素"。

❖ 饮食决定健康

如果你每天摄取的营养不足，那么，月经来时，就会产生脸色苍白、头晕、身体不适等贫血症状。

发育期间的少女，要尽量地吃。只要你能吃得有营养，就能吃出健康来。也不用为了保持良好的身材，想吃又不敢吃，或者尽是吃些热量多的食物，只增加了赘肉而失去了健康。

　　首先，你应该注意，一天中食物的分量是否与下述符合。

　　（1）牛奶两杯或乳酪两片。

　　（2）鸡蛋一个或鸟蛋四至五个。

　　（3）米饭两碗或吐司面包两片。如运动量多，再加几片吐司，补充不足的热量。

　　（4）橘子四个、草莓十颗或新鲜菠萝四片。

　　（5）小鱼三只、豆腐一大块。

　　（6）肉一片、黄绿色蔬菜一小束。

　　（7）花菜一小颗、小胡萝卜半条、青椒两个。

　　（8）马铃薯两个或甘薯一个、芋头两个。

　　（9）砂糖两大匙、油两大匙。

　　这份食物是12岁至18岁少女，在一天中所需的分量。如果不足，就该设法补充。

　　三餐饮食要定时定量，养成良好的饮食习惯，是保持身材适中的不二方法。有的少女贪睡。早晨起来，便匆匆忙忙地上学，来不及吃早餐。到了午餐，有的人又怕胖，也省了午餐。这样反而有吃零食的机会，同时造成三餐不正常。

　　为了补充维生素，不要忘记多吃蔬菜水果，并且充分地摄取蛋白质。这样可使体内脂肪充分燃烧，才不致有多余的赘肉。尽量少吃甜食，因甜食吃太多，容易发胖。

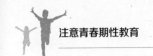

❖ 友谊和爱情的区别是什么？

孩子发育到青春期，开始改变了以前只与同性同学来往的状况，逐渐与异性同学交往起来。这样就需要明确一个界限，即友谊和爱情的区别。

友谊是一种建立在共同理想、共同情趣与爱好基础上的浓厚感情。在青少年同学之间，无论是同性或异性，由于朝夕相处，共同学习与生活，产生友谊是无可非议的。爱情是男女双方最真挚的爱慕，渴望对方成为自己终身伴侣的强烈、忠贞和专一的感情，以结婚和建立家庭为最终目的，并要求双方承担道德义务和社会责任。

爱情是以真诚的友谊为前提，所以友谊与爱情有紧密的联系。但爱情与友谊又有本质的区别。友谊是与同性和异性的广泛的交往，在神态上不受约束；而爱情只存在于异性，具有专一性和排他性，是游离于集体、双方单独在一起进行的，神态上表现不自然。男女同学在一起友谊深了，有时会萌发到爱情，但真正的爱情是由多种因素决定的。友谊不等于爱情，不能把男女同学之间的好感当做爱情，青少年更不要急于把友谊发展到爱情，如果这时过早的模仿成人在花前月下谈情说爱，那是不对的。

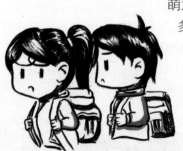

❖ 青少年应当怎样发展同学间的友谊？

（1）以真诚相待。真诚坦率是青少年在人际交往中必须具备的优良品质。因此，在与同学的交往中，要以心相见、诚恳待人，既不盛气凌人，也不猥琐自卑，为人坦率，宽宏大量，不拘泥小节，待人热情如春天般的温暖，处世不计较个人得失。

（2）善于发现别人的优点及自己的不足。青少年开始评价别人、社会和自己，但往往容易出现过高评价自己、过低评价别人的现象，或以自己的优点与别人的缺点进行比较，显出认识上的不成熟。这样，在与同学的交往中，要注意提高自己认识客观事物的能力。"交友应学人长，处世当克己短"，就是克服青少年思想片面性的好办法。在与同学的交往中要学人之长补己之短，吸取每个同学身上的优点与长处，不断完善自己的人格。

（3）敢于向一切不良行为和思想作斗争，又不背后恶语伤人。每个同学所受家庭、社会的影响不同，对自我严格要求的程度也不同。因此，会出现思想和认识水平的差距。对受了不良思想毒害的青少年，应当从团结、进步的目的出发，采取批评和挽救的办法，才是同学交往中应当遵循的原则。其中有两种倾向要注意预防，其一，对同学的缺点错误怕伤了"哥儿们义气"，采取包庇护短的态度；其二，是不负责任的背后议论，尤其是传闲话。这样不但不利于同学间团结，反而会伤害相互间感情。

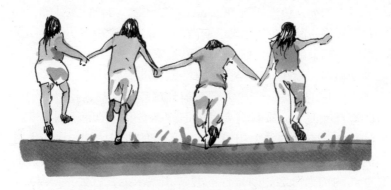

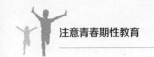

❖ 对异性产生了爱慕情感怎么办?

在青春期性意识的发展过程中,会对异性产生好感和爱慕,这是一种正常的心理活动。有的同学觉得羞涩和自卑,好像每个人都在讥笑自己,好像自己内心的秘密已被别人发现,极度的惊恐不安,也有的同学表现非常亢奋,毫不掩饰自己的感情,急于向对方表露,显得头脑发热不冷静。不管其表面现象如何,他们这时的内心世界都处于矛盾、痛苦之中。那么,应该怎么办呢?

首先,要放下思想包袱。青春期的爱慕情感是人类爱情发展过程中自然程序的呈现,是每个人都要经历的心理过程,不是丑陋的事情,因此要努力放下沉重的思想包袱,以轻松的态度,理智地分析自己的情感。

其次,要冷静地把爱慕的情感深埋在心底。有的同学可能会提出,既然两性间的爱慕是正常的心理反应,又为什么对这种正常的心理进行压抑呢?这是由青春期爱慕情感的特点决定的。青春期的爱慕只是人们在正式爱情之前的一个萌芽状态,比如绿豆,在遇到合适的温度和水时,就会长出白嫩鲜美的绿豆芽,但是由于它离开了土壤,所以结不出丰硕的果实。同样的道理,真正的爱情需要具有崇高的理想、情操和为自己、为他人、为社会负责任的道德品质作为土壤,才能使爱情的花朵开得鲜艳。而青少年生理、心理的不成熟,就决定了青春期爱慕的情感只能像绿豆芽一样短暂。

最后,青少年应当把对异性爱慕的情感升华,使其成为自己前进的动力。一个人要想得到成年的幸福,要得到别人的尊重和爱,必须具有高尚的道德品质、渊博的学识、广泛的情趣、交往的能力和勇于克服困难的进取精神。这些优秀的品质需要青少年时期的努力锤炼。如果在青少年时期,把充沛的精力分散到对异性的爱慕和追求上,就会荒弃学业,浪费时间，成年后又会有谁去爱这种既无真才实学又心无大志的庸人呢？所以，青少年一定不要把对异性的爱慕情感当成前进道路上的绊脚石，而应当成为学习和加强思想修养的动力。

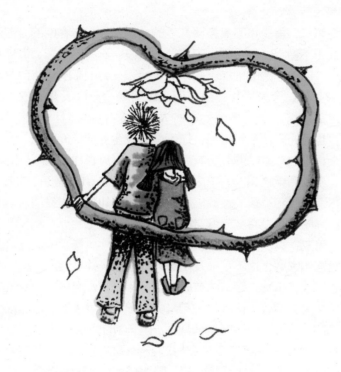

❖ 为什么中学生不宜谈恋爱？

应不应该在中学时期谈恋爱？回答是否定的，那是因为：

第一，青少年不具备谈恋爱的身体条件。青春期的少男少女正处在长身体、长知识的关键时期，不具备谈恋爱的身体基础。青春期身体发育从外部形态和内部结构都正发生着巨大的变化，体内的呼吸、消化、循环、代谢、造血、免疫等功能

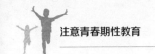

都在迅速发育，尤其是生殖系统将发生突飞猛进的变化，女孩的月经初期和男孩的首次遗精，并不标志着性的成熟。少女月经初期时，卵巢的发育只不过是成年妇女的30％。青春期身体的发育就像春天地里的禾苗，怎么可能结出秋天的果实呢？

第二，青少年不具备谈恋爱的心理条件。青春期的心理发展处于不稳定、不定型、不成熟的阶段，这时的意志、情感和性格，随着年龄的增加、知识的丰富和社会的影响，将会有很大的变化，今天思想一致，明天就可能有分歧，几天或几个月之后就可能分道扬镳。在对人生、对社会、对世界的看法上，也还比较幼稚和片面，还不能比较客观地评价自己、评价别人，难免对事物的分析只有只见树木、不见森林，只顾一时冲动、不顾后果的偏差。总之，青春期对待恋爱的态度，常带有模仿、朦胧和脆弱的性质。所以，这期间建立起的爱情营垒是不巩固的，是没有实际意义的事情。

第三，青少年不具备谈恋爱的社会条件。恋爱的最终目的是婚姻和家庭，这不仅涉及两个人的生活，并且会产生新的生命。因此，少女恋爱意味着要做妻子和母亲？少男的恋爱意味着做丈夫和父亲，这些责任和义务对于中学生来讲显然是承受不了的。青少年还没有取得独立于社会的劳动技能、没有自食其力的经济来源，没有良好的社会适应能力，没有完全具备应有的社会责任感。所以，青少年还不具备谈恋爱的社会条件。

心理学认为，人为了度过幸福的一生，每个时期都有人生需要解决的问题，如果解决不了，就是不幸的，并且下一阶段也会是困难的，青春期是受教育、求知识、长能力的时期，不是谈恋爱的时期，如果青春期的主要任务完成不了，无疑会耽误成年后的幸福。因此，青少年千万不要做误人误己的傻事。

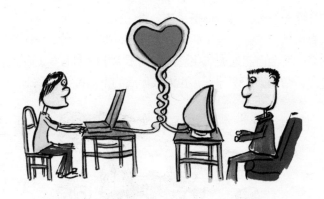

❖ 青少年为什么要树立社会责任感？

经常听到一些妻子抱怨丈夫对家庭不负责任，父母抱怨子女对老人不负责任，领导抱怨下属对工作不负责任，妊娠少女埋怨性伙伴对自己不负责任……这诸多的不负责任是怎样形成的呢？一般说来，这些"不负责"从根本上说是由于在青春期内缺乏社会责任感的教育的结果。

青春期性意识逐渐觉醒，对异性的关注和爱慕情感逐渐显露。但每个人对爱慕和初恋情感的感觉程度是不一致的，有人感受得深，有人感受得浅。这是什么原因呢？有这样一句格言做了回答："爱情是闲人的正事，是忙人的闲事。"从这个意义上说，凡是"忙人"一般社会责任感都较强，一般都能自觉地把精力用到增长科学知识中去，对异性的爱慕和初恋的情感就会降低到比较恰当的位置，就会顺利地度过青春期。凡是"闲人"一般社会责任感都较低，一般都没能把学习和工作放在第一位，他们对异性的爱慕和初恋的情感比，"忙人"显得活跃。

一个人只有把自己的生命、活动与社会的、民族的利益结合在一起，才能发现做人的真正意义，才能产生强烈的成才意识

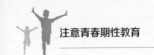

和社会责任感。只有具备了社会责任感，要求自己对社会、对民族有贡献，才会热爱生活，立志向上，努力学习，兴趣广泛，性的意识就会自然地被淡化。同时由于少年时期培养了高尚的道德情操，增长了知识才干，也为成年后的幸福打下了基础。

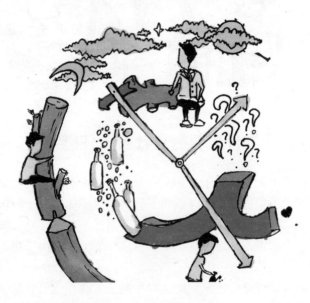

❖ 青少年怎样调节自己的性心理？

对于青少年来讲，每个人都会有青春期心理反应，可是有的青少年的性心理干扰不大，而有的人却神魂颠倒，以致影响课业学习。所以出现这样的差别，关键在于自我性心理调节的不同。青少年应当怎样调节自己的性心理呢？

第一，注意自身性道德的培养。一位学者说："高尚的道德品质，可以降低生物性作用，也就是可以使人更多地摆脱兽性。"人与动物都有性本能的生物性特征，而人与动物的区别在于人类的性行为要受社会的伦理、道德、法制的约束。不受伦理、道德、法律制约的性行为，就是性混乱，就混淆了人与动物的区别。具体说来，人类要用理智、意志和毅力来改变盲目而强烈的自然冲动，树立正确的恋爱和贞操观念，以克制性心理的干扰。高尔基说："哪怕是对自己微小的克制，也会产生巨大的力量。"因此，青少年应当在一言一行、一举一动中有意识训练自己，以培养高尚的性道德情操。

第二，培养强烈的事业心。对于青少年来说，人生旅途只是刚刚开始，可谓是"任重而道远"。所以，应当珍惜青春年华，为将来事业的成功打好扎实的基础，而不应目光短浅，过早陷入"卿卿我我"的感情泥潭。如果思想上明确了这些道理，再把它化为行动，时刻对自己提出严格的要求，用对事业的执着追求来拨正生理发育所导致的心理倾斜，这可以是调节性心理的又一途径。

第三，发展各种兴趣爱好。生活是五光十色的，青少年一定要用充实的内容去占领日常生活的闲暇时间。我们经常看到这种现象，有些青少年无所事事，谈吃讲穿，沾染了一身不良习气；而更多的青少年却在运动场上驰骋，在电子房中求知，在演讲台上和数、理、化等各科竞赛中献技。这些健康的兴趣和业余爱好，是培养青少年上进、奋发的动力，也是调节和转移性心理注意力的良药。

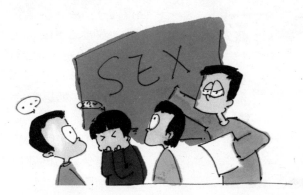

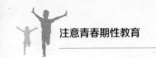

❖ 为什么男女青少年都要珍惜自己的贞操?

提起贞操,有人认为这是对女青年说的,其实这是一种误解。女青年固然要珍惜自己的贞操,男青年也应该珍惜自己的贞操。因为,贞操是在爱情和婚姻生活中属于男女双方都应遵守的道德行为规范,也就是说男性或女性在没有取得合法婚姻之前,不能与任何人、包括恋人发生性关系!为什么呢?

首先,性行为应当控制在社会、法律、文化允许的范围内。人的性行为需要受到社会道德规范、道观点的约束,控制在社会、法律、文化允许的范围之内。我国的婚姻法明确规定青年男女只有在办理结婚手续之后,两性关系才受到法律的承认和保护,如果过早涉入这一领域,不管当时是怎样的"海誓山盟",法律都将不予承认,到头来受伤害的只能是青年男女自己。

其次,真正的爱情不仅仅是异性的相吸。真正的爱情是建立在理想的一致、情感的合拍和性格的倾慕的基础上,是一种很高级的精神生活,绝不仅仅是单纯的两性关系。所以,在婚前的关系中,要注重情感的沟通、情趣的了解和爱情、事业关系的平衡以及相互尊重和体贴。婚前的过早的性行为并不意味着幸福,因为男女双方由于彼此奉献了贞操。使秘密、圣洁的色彩消失,形成了一种新的复杂关系,如男方会对自己的轻率而扫兴,女方会为可能出现的后果感到担心和痛苦,双方的感情都会留下了一层阴影。

禁果

疾病预防应警惕

❖ 什么是蛔虫病，如何防治蛔虫病？

蛔虫病是幼儿最常见的肠道寄生虫病蛔虫也是寄生在人体内最大的线虫之一。

患者会有厌食、多吃易饿、轻泻、便秘及腹痛的症状。腹痛以脐部四周或上腹部为主，且不定时。蛔虫长期寄居肠道会引起营养不良、贫血、发育迟缓、精神不宁、睡眠不安、磨牙。最后引起并发症，蛔虫钻到胆道、盲肠，或阻塞肠道会引起剧痛。

防治蛔虫病，应注重幼儿饮食卫生和个人卫生，如饭前、便后要洗手，不吃生冷、不洁的食物。在蛔虫病流行的地区，应为幼儿每半年驱虫一次，以免引起并发症。市面上有多种驱虫药，服用上述药物时可能会引起恶心、呕吐等副作用，但持续时间短暂，可以给幼儿喝些糖水或白粥来缓解症状。

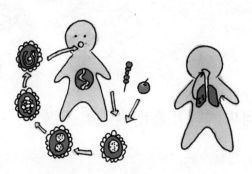

蛔虫成长全过程

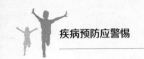

❖ 什么是湿疹，如何防治湿疹？

湿疹属过敏性皮肤病，会使脸、颈部及双手的皮肤瘙痒、干燥，状如鱼鳞，会起红疹，严重时还会扩散至四肢。4~5个月大的婴儿最易染上湿疹。据估计，10%的儿童曾患湿疹，多在1岁前首次发病。因为湿疹使人瘙痒，幼儿往往忍不住要搔抓，这样使病情恶化。湿疹还会引起苔藓样的皮肤增厚，而量会因为湿疹表面受感染而使其更加潮红，并渗出液体。尽管如此，95%以上的湿疹患儿在5岁左右便会痊愈。

预防湿疹的措施有三方面：

（1）幼儿应避免穿着毛制或尼龙织品的贴身衣物，以宽松合适的棉布衣物为宜。衣物要用无生物活性的洗衣粉洗涤，未加纤维调节剂，洗后要彻底漂清。

（2）应避免食用牛奶、奶制品和鸡蛋等。严重湿疹患儿可以食用更为复杂的饮食，但一定要医生指导，否则饮食引起的麻烦可能比湿疹还要严重。

（3）幼儿应避免处于过热或过冷的环境。已患湿疹的幼儿，要进行药物治疗。药物有三类：一类是润肤剂或润滑剂，能使皮肤保持湿润；第二类是固醇乳剂，使用范围是针对局部病灶，最常用的是氢化可的松；还有一类是止痒药，用于夜间止痒。

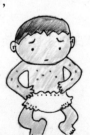
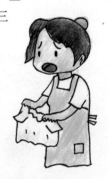

❖ 3个月内的婴儿忌用磺胺类药物

磺胺类药物很多，有长效和短效之分，还有磺胺增效剂等等。用磺胺类药期间，要多喝开水，注意小便变化。磺胺类药物易在尿道内产生结晶，加之磺胺类药易使小宝宝及早产儿发生黄疸。因此，3个月以内的婴儿忌用，3个月以后的婴儿也须慎用。

❖ 如何处理幼儿轻度烧烫伤？

小的、表浅的烧伤可引起皮肤发红，范围约2~3厘米，这是轻度烧伤，在家里就可治疗。比这个范围更大的属于严重烧伤，因而体液可从损伤区溢出，所以对于孩子来说是有危险的，并且还可引起感染，这时需带孩子到医院治疗。当轻度烧伤时可作如下处理：

（1）将烧伤部位放在水龙头下，用缓慢流出的冷水冲洗，使之冷却，直到疼痛减轻为止。这样处理可防止发生水疱。

（2）如果有水疱形成，那么在上面放置一块清洁的、无绒毛的纱布块并用胶布或外科胶带固定。

（3）不要把水疱弄破，它可保护受损伤的创面，该处正在生长新的皮肤。

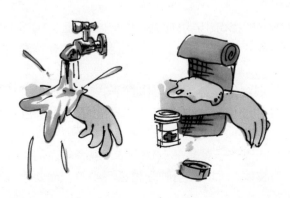

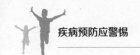
❖ 孩子严重烧烫伤时怎么办？

（1）去除所有被井水、腐蚀性化学制剂浸透的衣服，去除这些衣服时务必十分小心，不要碰到孩子任何部位的皮肤，用剪刀把衣服剪开要比绕过面部脱下更安全。

（2）即刻把孩子浸泡在冷水中以使烧伤部位冷却；把他放进盛有冷水的浴盆中，或用浸透冷水的被单或毛巾把烧伤处盖起来。但不要摩擦他的皮肤。

（3）如果是化学制剂烧伤了皮肤，就用大量冷水冲洗，一定要小心，水不要流到受伤的皮肤上去。

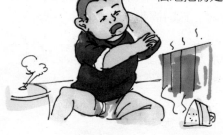

（4）用清洁的、无绒毛的敷料松松地把伤处遮盖、如果没有消毒的敷料，就用沸水烫过的毛巾或枕套代替。

（5）检查有无休克症状，如有必要，应及时治疗。孩子如口渴，给他饮用适量的水。

❖ 如何处理幼儿的青肿和肿胀？

跌落或碰撞可引起皮肤下面的组织出血，因而造成该处皮肤肿胀及肤色的改变，这就是青肿。青肿会逐渐正常地消退，大约一周后完全消失。

（1）把浸泡过冰水的毛巾拧干，或将外面包好布的冰袋放在青肿部位半小时左右，这样处理有助于减少疼痛和肿胀。

（2）如果孩子看起来十分疼痛，或者疼痛迫使他不敢使用青肿的肢体，尤其是当肿胀也甚严重时，需要检查其有无关节扭伤或骨折的体征。

（3）手指及脚趾的压伤。孩子的手指如被门或窗压伤，或者被掉下来的重东西砸了他的脚趾，要将受伤部位放在冷的流水下冲几分钟。约半小时后，如果仍然肿胀得很厉害，或者一直疼痛就要带孩子去医院。

❖ 关节扭伤有何症状？

关节扭伤时，韧带也会同时受损伤。关节扭伤的症状与骨折的症状十分相似，所以如果不能确定是哪方面问题，可按骨折处理。扭伤所出现的症状有：损伤区疼痛；肿胀，以后变青肿；关节活动受限。

❖ 孩子肩脱臼怎么办？

肩脱臼是由于胳膊根上的骨头从肘关节的韧带上脱落引起的。

若孩子发生肩脱臼，要带孩子去看外科，当场会很容易地治好，容易肩脱臼的孩子会发生多次脱臼，到了5岁，就全自然好了。即使是多次脱臼，也会很容易地治好。父母只要掌握方法，在家里就可以给孩子治疗。把他的肘轻轻弯曲，即把小胳膊向外侧扭的同时，向上推胳膊根的桡骨的前端。

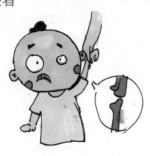

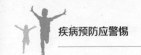

❖ 什么是"暑热症"?

"暑热症",医学上称为小儿夏季热,一般在炎热的夏天发生。并不是因宝宝感染了病菌而发烧。而是因外界气温升高而致使体温上升,因而也称它"夏季高体温症"。小儿体温通常在38~40℃之间。天气愈热,体温愈高。时间持续1~3个月之久,一直到天气逐渐凉爽了才自然消退。但处于亚热带地区的宝宝,由于大气炎热时间长,每年从4~10月都可能发病。

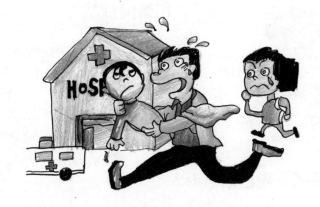

❖ 如何预防"暑热症"?

(1)夏天如条件允许应带宝宝去避暑之地,或者换个清凉环境。

(2)天热时不要让宝宝穿得太多或太厚,以免影响身体散热。

(3)在初夏时即可经常给宝宝喝红枣煎汤,特别是上一年有"暑热症"的宝宝更要注意多饮。

(4)居家护理。

(5)先把宝宝安置在温度22~24℃的房间,可在空调房间或吹电风扇。很多宝宝在凉快的房间内能很快降温，其他症状亦随之好转，不要一发烧就急于喂退热药。

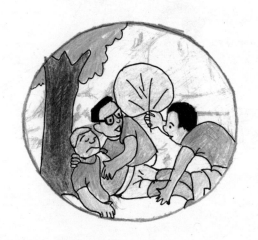

❖ 如何护理"暑热症"患儿？

（1）空调房需注意定时通风。

（2）电风扇不能对着宝宝吹。

（3）室内应该放一支温度计，以便监控室温。

（4）若3～4天后宝宝热度不退就要去看医生。

（5）给宝宝洗温水浴，水温要比宝宝体温低3～4℃每次20～30分钟，每天洗2～3次。

（6）多给宝宝喝清凉饮料，如西瓜汁、绿豆汤等。

（7）饮食要清淡，水分要充足，多给宝宝喝汤，但盐不要多，也不要吃油腻食品。

（8）在医生的指导下服用一些消暑、益气、清热的防治暑热症的中成药。

（9）如果宝宝出现高热惊跳、烦躁不安等情况必须及时去医院就医。

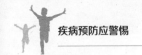
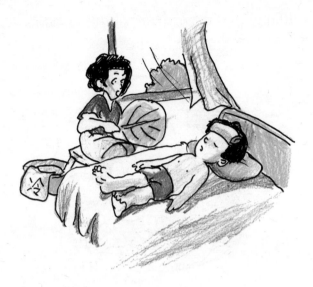

❖ 婴幼儿溃疡有何表现？

　　婴幼儿溃疡常常发病急，以呕血、便血起病的较多，有的发生胃穿孔引起腹膜炎。小宝宝患脑膜炎、窒息、肺炎等各种重症疾病时均可发生应激性溃疡。

　　3岁以内宝宝患溃疡，主要表现为呕吐、食欲不振，进食时哭叫，或夜里无原因哭闹，有呕血、便血或无规律腹痛，有的体格生长缓慢。3岁以上至7岁宝宝，症状以腹痛为多见，多发生于晨起后、进食前后、进食过程中，吃凉、硬食物或进食多时腹痛、有时夜里腹痛，以脐周多见。有的宝宝心窝部疼痛，有的伴呕吐、呕血、便血，不少宝宝体格生长缓慢。

胃穿孔

❖ 怎样对溃疡病进行诊断?

溃疡病要注意腹痛发生时间与进食和饥饿的关系,疼痛特点及部位,是持续性还是间歇性反复发作,以及伴随的其他表现,为医生提供可靠病史。胃镜检查给宝宝溃疡病提供了比较准确的依据。通过胃镜可直接观察胃、十二指肠黏膜的情况。能够清楚地看到病变的部位、数目、大小、深浅、有无出血等,既可确认又可进行治疗,如胃镜下止血、息肉摘除等。

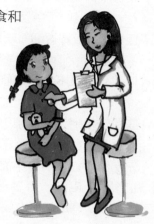

❖ 宝宝做胃镜检查痛苦吗?

宝宝胃镜检查无痛苦,因为:

(1)胃镜细、软,对咽部刺激小。

(2)宝宝胃的形状不像成人那样复杂,胃镜进入胃后很容易看到幽门和十二指肠,3~5岁宝宝更容易。

(3)小儿胃镜都是前视镜,镜的先端有灯泡、边看边下镜,哪儿也碰不到,对宝宝丝毫无损。

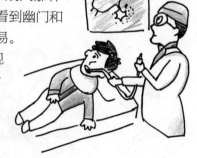

❖ 如何护理溃疡症患儿?

保证宝宝的生活规律,要按时睡觉,不要过度紧张特别是在寒冷季节。宝宝要按时进餐,不能饥饱不均。不暴饮暴

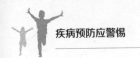

食，不能饥饿过度。要吃早餐，不吃冷饮、雪糕等过凉、过硬及辛辣有刺激性食物，少吃零食。在饮食安排上，要多吃鱼、蛋、肉、蔬菜及各种有利于溃疡修复的食物。面食、米饭均可，应做得细而软。

宝宝不宜食用过多牛奶，牛奶中的钙被吸收后，会刺激胃酸分泌。不利溃疡修复。忌用对胃有刺激的阿司匹林、消炎药、激素等药物。宝宝吐类似咖啡样物时不要禁食，可吃些稀软米粥、烂面条等少渣食物，若吐红色血、便血量大时可暂时禁食，待出血好转后慢慢恢复进食。宝宝饮食恢复时，先吃流食，然后给半流食，以后逐渐恢复正常。若进食后宝宝腹胀、呕吐，每餐进食量要减少，饭后要避免剧烈跑跳，可采取头高足低位右侧卧片刻。如果出血量较多、排黑便时，特别是当较大血管尤其是小动脉破裂时，出血量多且出血速度快，会吐鲜血、便红色血便，宝宝脸色迅速变白、头昏、无力，甚至休克此时必须去医院抢救。在途中勿惊慌，让患儿安静平卧，不枕枕头，可喝些凉水、云南白药、三七粉、凝血酶等，应该输液护送到医院。

严格按医嘱用药，疗程要足，一个疗程4~8周，不少宝宝病灶好转但未愈合，应该继续服用一个疗程或改用其他药物再用一个疗程，不能腹痛好转就停药。倘若宝宝呕吐加重，有时吐隔日食或突然剧烈腹痛，拒绝按揉腹部，可能发生了幽门梗阻及溃疡穿孔等并发症，要立即去医院就医。

❖ 宝宝肠道感染该如何处理?

夏天，人体为了散热，皮肤血管充分扩张以增加血液流量，所以胃肠道的血流量相应减少，处于缺血状态，因而抵抗病菌的能力下降；同时由于体内的水分消耗过多而使饮水量大增，但这样却会冲淡胃酸，而胃酸是杀灭病菌的第一道防线；加之气温高，食物特别容易被病菌污染，生吃瓜果的机会增多，加之宝宝户外活动时到处乱抓，使手指被污染，而在进食时将病菌吃进胃里，这些都会使肠道感染。

（1）不能喝生水，若是放的时间长的凉开水也同样不可再喝。

（2）餐具用后刷洗干净，然后煮15～20分钟；彻底消毒之后，最后用消过毒的镊子，将已消毒的喂奶用具逐个取出，将它们放在干净的地方晾干，用密封器皿来保存。

（3）洗净的生瓜果，应该放入消毒柜或冰箱冷藏室内保存。需要注意的是若是长时间不吃，再吃时还应重新清洗；瓜果应洗净后再去皮，若皮不干净会造成瓜果被污染。

（4）不要喝放置时间较长的饮水机内的纯净水。

（5）勤洗手、剪指甲，以免宝宝吃东西或吸吮手指时，把手上或指甲缝里的脏东西吃到嘴里。

（6）在天热的时候消化功能差，应进食容易消化的清淡的食物，避免吃油腻或难以消化的食物。

❖ 如何处理幼儿眼内异物?

（1）稍等片刻看看泪水是否能把异物冲掉。想办法不要揉擦眼睛。

（2）如果异物仍在眼内，可在良好光线下检查孩子的眼

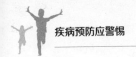

睛，在你用拇指轻轻地把他的下眼皮（眼睑）向下拉的同时叫他向上看。

（3）你如果看到异物在白眼球上，用一块干净手帕（或纸巾）的一角或卷起来的潮湿的脱脂棉轻轻地擦掉它。

（4）如果你没有看到什么异物，就将上眼皮轻轻向外拉，再向下使它覆盖在下眼皮之下，这样异物会出来。

（5）如果孩子始终感觉眼内有砂粒摩擦感或疼痛，或者异物不在白眼球上，又或者异物不容易擦掉，这种情况下要用脱脂棉块盖住患眼，用绷带或围巾牢固包扎并送她去医院。异物如在眼球中央有颜色的部位上，或者已嵌入白眼球内时，千万不要企图自行去除。

（6）任何化学性的或腐蚀性的液体溅入眼内，应立即用你的手指把孩子的眼皮（眼睑）分开，并且在流动的冷水下将那些液体从眼睛里冲洗出来。如果只是一只眼睛受到损害，就将他的头倾斜，使患眼在下方，这是为了冲洗出来的水不致流入正常的眼内。然后用纱布块将患眼遮盖并带孩子去医院，如果可能的话，把装化学品的瓶子也一起带给医生。

纯净水

❖ 如何处理幼儿耳内异物？

（1）在肩上围一条毛巾，将他的头向一侧倾斜并使患耳在上，往患耳内倒入几滴微温的水。

（2）将头向另一方向倾斜使患耳在下面，不管怎样，水都会从耳内流出。这样处理如不成功就带其去医院。

❖ 如何取出幼儿身上的刺或碎片？

刺或细小的碎片经常会嵌入手或脚。倘若是嵌入脚中，刺痛可能较轻，但嵌入手指尖处时会有明显疼痛。

（1）如果碎片的末端露出在外而，将镊子放在火上消毒，然后夹住碎片的末端轻轻地全部拉出。用肥皂和水彻底清洗受伤处。

（2）如果碎片没有露在外面，但却能清楚地看到它，这说明碎片恰在皮肤表层的下面。将针放在火上消毒后，使之冷却，但不要触摸针尖。顺着碎片的方向，用针把碎片上面的皮肤轻轻地拨开，而且用针尖小心地把碎片的一端挑起来，再用镊子夹住把它拉出，然后用肥皂和水彻底洗净伤口周围。

（3）如果是小的刺或碎片嵌入皮肤并且没有疼痛，最好不去动它，渐渐地它会自行脱出。如有下列情况要尽快看医生：48小时后，碎片周围的皮肤变红，肿胀或一触即痛；你自己无法将碎片取出；嵌入的是玻璃或金属的碎片。

❖ 如何治疗幼儿夜尿症？

晚饭以后限制喝水能够减少夜尿，但也不要讲"喝那么多水，夜里尿床"的话，应悄悄控制饮水。晚饭也尽量避免含水多的品种。如果从不遗尿的孩子突然喝很多水还渴，并只有遗尿趋势，就要考虑是否得了尿崩症。

孩子再长大些，夜尿症会自然痊愈。冬天天冷，一度结束的夜尿可能又会反复，应把孩子的被褥布置得暖些。遗尿问题在家族里往往有遗传史，这可作为教育孩子的借鉴。比如说，父亲一直到4年级还遗尿，叔叔也是如此等等，就能帮助孩子消除不安心理。

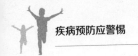

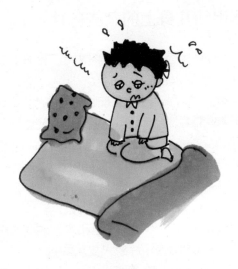

❖ 小儿生长发育迟缓

　　小儿生长发育迟缓时，应带到内分泌科门诊就医。内分泌疾病引起的小儿矮小有以下几种：

　　（1）先天性甲状腺功能减退（呆小病）及垂体性侏儒症。这是内内分泌系统疾病引起的，是小儿明显矮小的常见原因。呆小病患儿不仅身材矮小，而且智力低下。

　　（2）有一种矮小症患儿体态匀称。例如10岁患儿的身高如正常的6岁小儿一般智力超过学龄前儿童，这种矮小症是由于与生长激素分泌不足或功能不足所致。现已有人工合成的生长激素能治疗此病。

　　（3）小儿如患糖尿病长期控制不佳，势必生长迟缓。一种先天性肾上腺疾病患儿，表现为早期生长过速与性发育异常，以后提前结束生长，最终身高低于正常水平。由甲状旁腺疾病造成的矮小儿，会出现由于血钙低引起的手足抽搐症状。

（4）有些小儿的矮小是属于生理性的，如受遗传影响的家族性矮小儿；青春期发育延迟的小儿，比同龄小儿晚发育2~4年，青春期亦出现晚，但一到青春期即出现快速生长，其最终身高及性发育可达到正常水平。还有的足月分娩的小宝宝，出生时体重较轻，以后生长发育一直落后于同龄儿，但是并不一定是有明确病因的内分泌疾病。

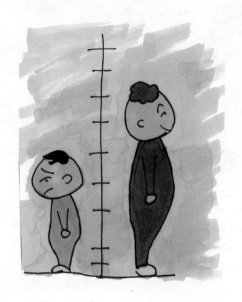

❖ 红眼病

它是一种传染性很强的眼病，春季容易流行，主要是通过接触传染。其主要临床特点是：双眼先后发病，眼部明显红赤、刺痒，灼热疼痛，畏光、流泪，发病突然，病势迅猛，有自愈趋势。

红眼病，传染性极强，易造成暴发流行。因此，加强预防是防治红眼病的根本途径。眼科专家提醒：气候转暖，儿童

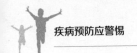

尽量不要聚集或少到公共场所。如果已感染上红眼病，应立即进行适当隔离；患者洗面用具、眼部用品及眼药水，应单独一份或放在一处，要注意消毒隔离；不用脏手揉眼睛、勤剪指甲、饭前便后要洗手；室内要保持清洁通风，光线宜暗，外出要戴有色眼镜，以免因强光与烟灰刺激而加重病情，饮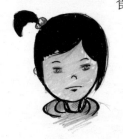食宜清淡，多食蔬菜、新鲜水果等，保持大便通畅；眼泪多时，要用干净手帕或纱布拭之，不要擦伤眼角，更不可用手揉眼；如单眼患者，取患侧卧位，以防患眼分泌物进入健康眼，不要交替擦眼；患眼局部要勤点眼药水，睡前涂眼药膏，红肿消退后，还须每日3次再滴1周，以防复发。

❖ 儿童风湿热

往往发生在每年的早春时节，它是导致风湿性心脏病的罪魁祸首。因此，在每年的早春时节，儿童应特别注意预防风湿病。

在早春时节，天气湿冷，链球菌最为活跃，气候变化大，经常在室外活动的儿童容易着凉，而发生上呼吸道感染。因而，初发的风湿热以儿童居多。

风湿热发作前1～3周可有急性扁桃体炎、咽喉炎和上呼吸道感染，患儿有发热、咽痛、周身关节酸痛、乏力等表现，之后1～3周无症状。之后，患儿再次出现发热、咽痛、周身关节游走性疼痛。在风湿热的过程中，儿童可有心率加快、心脏增大、心音改变，出现心脏杂音及心律失常等。风湿热如反复发作，可形成慢性风湿性心瓣膜病，如二尖瓣狭窄等，造成不可恢复的永久性损害。

春季，预防儿童风湿热的关键在于积极防止和控制上呼吸道链球菌感染。此外，在早春时节要搞好环境卫生，使居室空气清新流畅，防止细菌生长；要加强体育锻炼，提高抗病能力；注意防寒防湿，避免着凉；发生咽喉炎或扁桃体炎时，立即治疗。如能在24小时内开始治疗，则可避免风湿热发病。

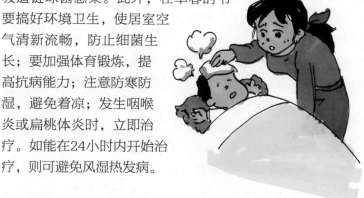

❖ 感冒

又称上呼吸道感染，发生在呼吸道的门户——鼻与咽喉部，主要表现为：鼻塞、流涕、打喷嚏、咽干、咽痛、声嘶和咳嗽、咳痰等，还可因病原体毒素的吸收，出现发热、头痛、流泪、周身不适、恶心、呕吐、食欲缺乏等全身症状。这些表现与春季常见的呼吸道传染病如流行性脑脊髓膜炎、流行性腮腺炎、麻疹、白喉、百日咳、猩红热的初期症状极其相似，有的甚至完全一样，几乎成了这些疾病的前奏曲。

鉴于呼吸道传染病的初期症状与普通感冒难以鉴别。在春季高发季节，对小儿发生的感冒，切不可掉以轻心，应及时去医院就诊，不要乱用感冒药，由医生检查，确诊后再行治疗。

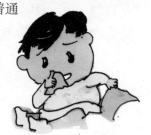

❖ 花粉过敏

有的孩子在晴天外出游玩时，不是流鼻涕、打喷嚏，就是流眼泪、全身痒等不适，这是怎么回事呢？这就是我们常

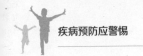

说的"花粉症"。因此，春季儿童要防花粉症。

现代医学研究认为，春季发生的"花粉过敏"的表现主要有：

第一种是表现在鼻子里，患儿鼻子特别痒，突然间连续不断地打喷嚏，流出大量鼻涕，鼻子堵塞。这是"花粉性鼻炎"。

第二种是表现在喉咙里，患儿阵发性咳嗽，呼吸困难，有白色泡沫样痰，突然发作性哮喘，越来越重；过一会儿好了，跟正常人完全一样。这是"花粉性哮喘"。

第三种是表现在眼睛上，孩子眼睛发痒，眼睑肿起来，有水样粘液脓性分泌物出现。这是"花粉性结膜炎"。

研究认为，春季气候的变化，对花粉的影响明显。春季树木类花粉的形成与夏季的气温（温度高、光照强、花粉形成多）有关；春暖花开时节，气温高、空气干燥、风速大，花粉的扩散量就大。由此看来，花粉的传播程度跟温度、湿度和风速有很大关系。所以，在春天花粉扩散高峰期，特别

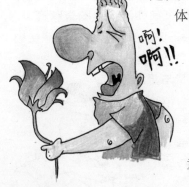

是在风天或天气晴好的日子，有过敏体质的孩子尽量少外出，到公园等地宜避开花朵茂盛的景点，赏花、拍照应尽快并选择上风向。

什么天气宜外出？蒙蒙细雨的时候最好，空气中的花粉已经被雨水彻底带走，过敏儿童的病情，也会明显好转。

❖ 哮喘

每年的夏季，儿童发生哮喘的病例正在逐年增加，必须引起家长重视。因此，从儿童保健的角度讲，夏季儿童宜防哮喘。

哮喘儿童一旦遇到冷空气、冷风或摄入冷饮或冷冻食品后，就会促使哮喘发作。现在，人们生活水平提高了，多数家庭装上了空调。当人们大汗淋漓地由室外进入室内时，顿时觉得凉爽和畅快。但是，对于一个过敏体质的孩子而言，犹如从夏季突然转入深秋季节，上呼吸道会受到冷空气的突然袭击，使原本就处于高反应状态的气管、支气管，会引起反射性地痉挛，引起咳嗽、气喘。在使用空调的房间，空气得不到彻底更新和流通，也可能诱发哮喘。在国外，早有"空调机诱发哮喘"的报道。可以说，空调制冷是诱发夏季哮喘的主要原因之一。

另外，夏天里孩子大量进食冷饮，也是一个"冷"刺激。"冷"对于哮喘患儿来说，也是一种过敏原，不论在什么季节，都是哮喘的一个重要诱因。

夏季，患有哮喘的孩子主要症状是：咳嗽，常在受冷（吃了冷饮，进入空调房间等）的情况下，突然发生阵咳。这种咳嗽的特点是"咳三阵"，即清晨醒来咳一阵，晚上临睡前咳一阵，到了半夜醒来还要咳一阵。病情轻者，一阵咳嗽，干咳无痰，有时咳出少许白色泡沫黏痰；病情重者，一阵要咳数分钟或半小时连续的咳声，犹如"开机关机"。也有的很像"百日咳"，咳得面红耳赤，涕泪齐流。更有甚者，咳得连吃下去的胃内食物都会吐出来。这种咳嗽，常常反复出现，孩子并无明显的气喘，肺部听诊也无哮鸣音，不发热，没有呼吸道感染的征象。在医学上，称之为咳嗽变异性哮喘或过敏性咳嗽。

那么，怎样预防夏季哮喘，让孩子度过一个健康、愉快的夏天呢？应该从防"冷"入手。酷暑难当时，空调机可以使用。但是，必须要注意，室内的温度与室外温度相差不要超过5℃，更不要让孩子正对着空调的出风口。孩子从外面玩得满头大汗地回到家里，情绪仍很兴奋，不要立刻进入空调房间，更不要打开冰箱拿起冷饮就喝，可以让孩子先用干毛巾将身上

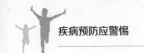

的汗水擦干，喝一些温开水，待情绪稳定后，再享受空调。教育孩子尽量少吃或不吃冷饮。

另外，空调房间每天都要彻底清扫，定时开窗换气。多进行游泳、保健体操等体育锻炼，可增强体质，减少哮喘的发作。

❖ 喉炎

进入金秋，在我国许多的医院门诊的急性喉炎患儿明显增多。所以，医生们特别提醒，由于早晚温度低，中午温度高，家长应及时给孩子添减衣服，以防急性喉炎的发病。

据医生们的介绍，小儿急性喉炎，是秋季常见的上呼吸道感染性疾病之一。它以声嘶为主要症状的喉部炎症，常见于6个月至3岁的婴幼儿，多继发于鼻炎、咽炎、上呼吸道感染。小儿喉部的解剖特点是喉腔狭小，喉软骨柔软，组织松弛，系膜淋巴管丰富，发炎后易肿胀发生喉阻塞。由于小儿咳嗽功能不强，不易排出喉部以下呼吸道分泌物，更使呼吸困难加重。因此，小儿急性喉炎的病情常比成人严重，若不及时诊治，可危及生命。

现代医学研究认为，小儿急性喉炎的主要表现是：起病急，多有发热、声嘶、咳嗽等，初起时声嘶，病情不严重，哭闹时有喘声，继而，炎症侵及声门下区，则呈"空"、"空"样咳嗽声，夜间症状加重。病情较重的患儿，可出现吸气性喉鸣，呼吸困难。严重患儿口鼻周围发绀或苍白，指（趾）发绀，有不同程度的烦躁不安，出汗。如治疗不及时则会抽搐、昏迷，甚至死亡。

❖ 肺炎

　　天气由热转凉的秋季，小儿最容易患肺炎。所以，秋季小儿宜防肺炎。小儿肺炎开始像感冒，一直发热，体温在39℃以上，有的说胡话或抽风。有人说，小儿肺炎是高热烧出来的。其实，应该说，高热是肺炎的主要症状之一。

　　现代医学研究认为，发热、咳嗽、气喘是小儿肺炎的三大症状。常见的是细菌性肺炎，起病快、病情重、并发症多、病死率高；病毒性肺炎的特点是，发病较慢，症状较轻，但病程较长；支原体肺炎，其潜伏期长，起病缓慢，病程也长。

　　小儿肺炎，一般发病较急，常先表现发热、咳嗽、食欲缺乏、哭闹烦躁接着表现气喘、鼻翼扇动、面色苍白或口唇发绀等症状。新生儿则表现为，吸吮力差、呛奶、口吐泡沫、不哭，体温往往不高，呼吸又快又浅皮肤青紫色。孩子年龄越小，体质越差，病情就越重，病情严重者，可出现心力衰竭，如呼吸困难、烦躁不安、面色苍白或青紫加重。有的还可出现惊觉。小儿肺炎在吸气末会伴有胸骨上窝、锁骨上窝、肋间隙有凹陷，这是重度肺炎的唯一体征，应引起足够重视。

　　孩子一旦得上肺炎，要注意热退后至少还要用药2~3天，以达到彻底治愈的目的，防止转变为慢性肺炎；还要积极配合医生，做好病儿的护理工作。

　　在由盛夏逐渐转向秋凉的季节中，孩子要根据气温、室温及时调节衣被，不能着凉，也不能多捂，使孩子安全舒适地度过夏秋转季。

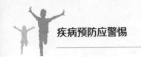

❖ 近视

现在有很多同学都戴起了眼镜，是因为他们的眼睛近视了，就是眼睛受损害了，必须戴上眼镜才能看清远处的东西。如果不注意保护眼睛，眼睛还会越来越近视，眼镜也要换越来越深的度数。

怎样才能让小学生的眼睛不近视呢？就要我们从小养成良好的用眼习惯。读书、写字时姿势要端正，头不要歪，两眼平视，两肩不斜，眼睛离书本一尺（约33厘米）；握笔的手指离笔尖一寸（约3厘米）；胸部离桌子一拳。特别要注意：不能躺在床上看书，更不能在光线暗的地方看书，坐车时不能看书。也不能边走路边看书，连续读、写的时间不能超过50分钟；坚持做眼保健操。

除了注意用眼习惯，还要注意保护好眼睛，如看书或做作业1个小时就要眼睛离开书本，看远处的景物，多到户外活动；看电视和玩电脑的时间不能太长，看电视和玩电脑1小时后，要休息10分钟。同学们要记住，每年都要让爸爸妈妈带你到正规医院眼科检查视力，发现近视，请医生诊断后验光配镜。配戴眼镜以后要定期复查视力，一般配戴眼镜后每半年检查一次视力，1～2年验一次光，若视力继续减退，就应另配度数合适的眼镜。

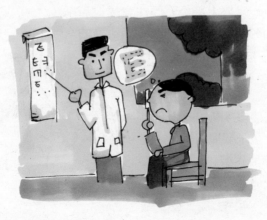

❖ 龋齿

龋齿，俗称虫牙、蛀牙。很多同学都有牙痛的经历，多半是患上龋齿。早期的龋齿没有疼痛的感觉，往往在进行口腔检查时发现。怎样才能预防龋齿的发生呢？

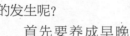

首先要养成早晚刷牙、饭后漱口的好习惯。刷牙可以清除口腔中的大部分细菌，减少牙斑形成，预防龋齿。尽可能做到早晚各刷一次，睡前刷牙更重要。因为夜间的时间长，细菌容易大量繁殖，刷牙最好使用含氟牙膏，牙刷最好使用质量合格的软毛牙刷，3个月换1次。饭后漱口也很重要，最好用茶水漱口，因为茶水中含有丰富的氟和茶多酚成分，有预防龋齿的功效。平时少吃零食和糖果糕点，多吃蔬菜、水果和富含钙、磷、维生素的食物，尽可能吃些粗粮，这样对预防龋齿的发生有好处。小学生处于乳牙、恒牙交替的阶段，要定期到医院进行口腔检查，一般每半年一次。可以早期发现龋齿，及时治疗，以免病情加剧。第一颗恒牙——六龄齿萌出后，及时进行窝沟封闭，可以防止龋变。

已经发生龋齿怎么办呢？要及时去口腔科请医生诊治，补牙。

注意防治传染病

❖ 孩子得水痘会有哪些症状？护理时要注意哪些问题？

患水痘，开始会有一部分孩子发热，24小时左右会出皮疹。初为红斑疹，接着成丘疹，很快形成米粒或黄豆大的亮晶晶的水疱疹。水疱周围有红晕。3～4天后从水疱中心开始干瘪逐渐结痂。皮疹常分批发生，迅速进展。因而斑疹、丘疹、水疱和结痂往往同时存在。俗称"四代同堂"。皮疹伴有明显的瘙痒。

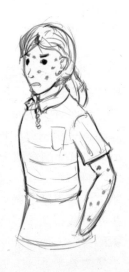

水痘的护理：先要隔离患儿。保持皮肤清洁，剪短指甲避免搔抓。通风，保持空气流通。忌食辛辣刺激性食物。

❖ 带状疱疹是什么原因引起的？有哪些注意事项？

带状疱疹是由水痘–带状疱疹病毒感染引起的。儿童初次感染水痘恢复后，如果病毒没被清除，它会长期潜伏在脊髓后根神经节内或脑神经的相应神经节内。这部分人在青春期或成年后，因受冷、热、药物、创伤、心理打击、恶性疾病或放射线等因素作用下，体内病毒被激活导致带状疱疹。

首先患水痘后要抗病毒治疗，清除病毒；患了带状疱疹就要避免与未患过水痘的儿童接触，因为它可以传染给儿童使其患水痘。

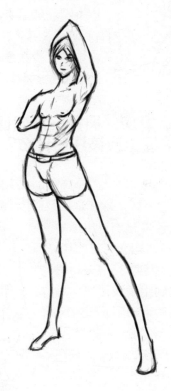

❖ 流行性腮腺炎与化脓性腮腺炎有什么区别？有哪些后遗症？

流行性腮腺炎与化脓性腮腺炎的区别：流行性腮腺炎是传染病，由腮腺炎病毒引起的；而化脓性腮腺炎是由化脓性细菌引起的，不具传染性。虽然都有耳垂周围的肿胀和疼痛，但是流行性腮腺炎1周左右可以自行消退。而化脓性腮腺炎则必

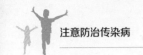

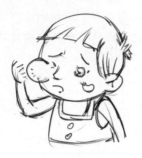

须给予积极的抗生素治疗，否则一旦腮腺化脓就需要外科切开治疗了。流行性腮腺炎的并发症常见的有脑膜脑炎、睾丸炎、卵巢炎、胰腺炎等，少见的有心肌炎、耳聋等。多数并发症在20天内恢复，少数患儿遗留永久性耳聋。化脓性腮腺炎并发症少见。

❖ 幼儿急疹、麻疹、风疹三疹如何区别？各有什么特点？护理上应该注意什么？

三者区别及特点：幼儿急疹高热3~5天热退后出疹，一天出齐，一般情况良好。麻疹是呼吸道传染病，发热3~4天开始出疹，为红色斑丘疹；出疹后体温更高可达39℃以上；口腔里可有麻疹黏膜斑；发疹期3~4天，待皮疹出齐（当达到手掌及足底）后热退；风疹发热后半天到1天出疹，疹子形状类似麻疹，但全身症状轻。

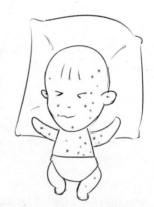

护理注意：麻疹、风疹要隔离患儿。发热时要补充水分。酌情给退热药，注意补充营养。

❖ 甲流和普通流感有什么区别？

流感是由流感病毒引起的急性呼吸道传染病。通过呼吸道飞沫传播。流感病毒分甲、乙、丙3型，都有流感样症状：发热、咽痛、流涕、鼻塞、咳嗽、头痛、全身酸痛、乏力等。其中甲型最容易变异，常引起大流行。两种流感的区别：普通流感是指已知的流感病毒引起的感冒。冬春季节多发；甲流特指甲型H_1N_1流感。是一种新的甲型H_1N_1病毒，在它的基因里包含猪流感、禽流感、人流感3种流感基因片段，引起了流感大流行。

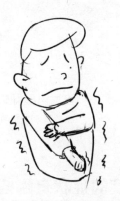

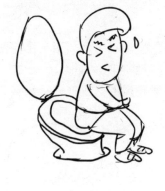

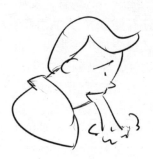

❖ 甲型肝炎与乙型肝炎有什么区别？有哪些注意事项？

区别：首先病原不同，甲肝为新型肠道病毒72型；乙肝为嗜肝DNA病毒。其次传播途径不同，甲肝经消化道（粪—

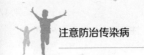
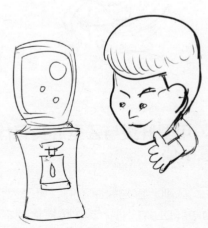

口途径）传播，而乙肝经体液（输血及血制品、母婴传播和生活密切接触携带者或患者的唾液、血液、汗液、精液、阴道分泌物和初乳）传播。转归也不同，甲肝1～3个月常自限恢复，不转为慢性。而乙肝多数经2～4个月康复，少数转为慢性。个别转为重型肝炎。

注意事项：接种疫苗，讲究饮食及个人卫生。

❖ 痢疾的症状有哪些？与普通肠炎有什么区别？如何预防和护理？

症状：起病急，发热、腹泻、腹痛和里急后重（排完便后还有便意），大便由稀便迅速转为黏液脓血便。10～20次/天，量少。左下腹有压痛。与普通肠炎的区别在于：痢疾有传染性，需要隔离治疗，中毒型痢疾可引起休克、惊厥、昏迷甚至死亡。

预防：及早发现和隔离患儿；日常注意洗手，不吃生冷不洁食物。

护理方面：在有效抗感染的同时要注意休息，给予清淡易消化饮食。多饮水，注意预防脱水。

❖ 什么是猩红热？如何与普通感冒相区别？

猩红热是由A族乙型溶血性链球菌引起的急性呼吸道传染病。表现为发热、咽炎、扁桃体炎、草莓舌、全身红色鸡皮样皮疹伴瘙痒。疹退后片状脱皮。少数患儿在病后2～3周发生急性肾小球肾炎或风湿热。

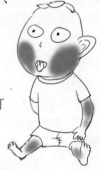

与普通感冒相区别在于：猩红热发热1～2天一定会出皮疹而且疹型特殊。没有打喷嚏、流鼻涕等感冒的表现。猩红热是细菌引起的，抗生素治疗有效；普通感冒多为病毒引起的，抗生素治疗无效。

❖ 霍乱是消化系统疾病吗？孩子会有什么症状？如何预防？

霍乱是由霍乱弧菌引起的急性消化道传染病。是国家法定的烈性传染病之一。它经口感染，经水、食物、生活接触和苍蝇传播。患病后多数起病急，多以剧烈腹泻开始，继以呕吐，大多无腹痛，也无里急后重感；大便初为稀便，很快为稀水便呈黄色、米泔水或洗肉水样；10～20次/天甚至无法计数。呕吐物也为水样。剧烈的泻吐很快导致严重脱水继而危及生命。

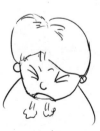

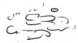

预防：管水、管粪、管饮食、灭蝇，洗手。不吃生冷变质食物特别是水产品。

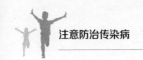

❖ 手足口病是新发的传染病吗？

手足口病为儿童常见病，不是新发的传染病，已有50余年历史。是全球性传染病，世界大部分地区均有此病流行的报道。1957年新西兰首次报道该病。1958年分离出柯萨奇病毒，1959年提出手足口病命名。早期发现的手足口病的病原体主要为Cox A16型，1969年EV71在美国被首次确认。

为何现在手足口病很多？并引起全社会的关注？因为引起手足口病重症病例主要病原是EV71。以前流行病原主要是Cox A16型，患者症状轻，合并症少，一般能自愈。目前手足口病暴发流行地区中EV71成为主要流行株，EV71有较强的传染性及较高的重症率和病死率，较其他肠道病毒引起的手足口病病情重，病死率高。临床表现有相对特殊性和不典型性，医生缺乏认识。手足口病重症病例的多少与EV71感染相关，EV71感染重症患儿起病急，发展快，短时间引起脑膜炎、脑炎、脑脊髓炎、肺水肿、循环障碍等，死亡率高。自2007年安徽省阜阳市：6456例手足口病病例（EV71感染率）90%，EV71占实验室确诊的死亡病例的96.43%。重症患病死亡率高，引起社会关注。

❖ 手足口病的皮疹有什么特点？

急性起病，发热，口腔黏膜出现散在疱疹，手、足和臀部出现斑丘疹、疱疹，疱疹周围可有炎性红晕，疱内液体较少。可伴有咳嗽、流涕、食欲不振等症状。

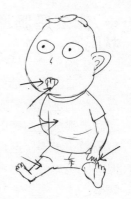

　　主要侵犯手、足、口、臀4个部位（四部曲）；四不像：不像蚊虫咬、不像药物疹、不像口唇牙龈疱疹、不像水痘；四不特征：不痛、不痒、不破溃、不留瘢。

❖ 手足口病每个孩子一生只会得一次吗？

　　手足口病每个孩子一生不是只会得一次的。同年可多次感染，也可每年都感染。因为引起手足口病的病毒属于小RNA病毒科肠道病毒属，包括：柯萨奇病毒A组（Coxasckie virus A，CVA）的2、4、5、7、9、10、16型等，B组（Coxasckie virus B，CVB）的1、2、3、4、5型等；肠道病毒71型（enterovirus 71，EV71）；埃可病毒（echovirus，ECHO）等。其中以EV71及CVA16型较为常见。每次流行的病毒株不一样，易感儿童身体抵抗力下降时就可以感染上。感染后对本次病毒株可以产生特异性抗体，下次遇见不同的病毒可以再次感染，但如果是相同的病毒株就不会感染。

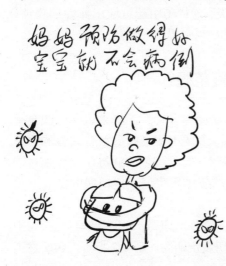

妈妈预防做得好
宝宝就不会病倒

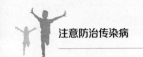

❖ 什么是肠道病毒？感染后会出现肠道症状吗？

肠道病毒包括脊髓灰质炎病毒、柯萨奇病毒和ECHO病毒。在上述已命名的3种肠道病毒的67个型别及以后发现的肠道病毒都按肠道病毒序数编号命名，即68、69、70、71、72型肠道病毒等。这几类肠道病毒具有同样的病毒形态和结构，但其免疫原性和致病性有所不同，喜寄生于肠道，故名肠道病毒。

70型肠道病毒引起的急性出血性结膜炎，71型肠道病毒主要引起手足口病，72型肠道病毒可引起甲型肝炎。

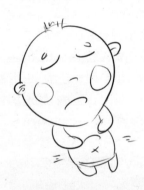

肠道病毒通常寄生于肠道，感染者的咽部和肠中有病毒存在。粪–口是主要的传播途径。如果感染后并不是引起腹痛、腹泻、呕吐等肠道症状，而是相应的临床症状。例如：脊髓灰质炎病毒引起脊髓灰质炎，EV70引起急性出血性结膜炎，EV72引起甲型肝炎。

❖ 目前手足口病有疫苗吗？

因为引起手足口病的病原有多种，严格来讲不可能会有手足口病疫苗。但危害最大的是EV71病毒，有较强的传染性及较高的重症率和病死率。其他类型的病毒株毒性相对较弱，故研制出EV71病毒的疫苗可降低手足口病的重症率和病死率。

卫计委与国家食品药品监督管理局、中国疾病预防控制中心、疫苗企业等建立疫苗研发定期沟通制度，指导疫苗研发工作，及时研究解决遇到的重大问题。目前，我国3家疫苗企业已完成手足口病疫苗的1期临床试验。根据1期临床试验现有数据，初步说明疫苗显示出较好的安全性、免疫原性，即将启动2期临床试验。

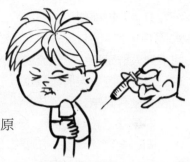

❖ 怎么能早期发现手足口病症状？

手足口病普通病例表现：急性起病，发热，口腔黏膜出现散在疱疹。手、足和臀部出现斑丘疹、疱疹，可伴有咳嗽、流涕、食欲不振等症状。

多在1周内痊愈，预后良好。少数病例（尤其是小于3岁者）病情进展迅速，在发病1～5天出现脑膜炎、脑炎（以脑干脑炎最为凶险）、脑脊髓炎、肺水肿、循环障碍等极少数病例病情危重，可致死亡，存活病例可留有后遗症。如3岁以下患儿出现以下症状应立即前往医院就诊，以免延误病情，错过抢救时机：持续高热不退，精神差，嗜睡、头痛、呕吐，易惊、肢体抖动、肌阵挛，无力或急性弛缓性麻痹。

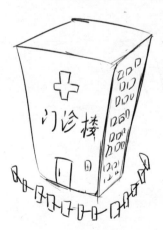

❖ 如何防治手足口病？

预防手足口病的关键是注意家庭及周围环境卫生，讲究

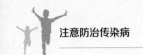

个人卫生。饭前便后、外出后要用肥皂或洗手液洗手；不喝生水，不吃生冷的食物；居室要经常通风；要勤晒衣被。流行期间不到人群密集、空气流通差的公共场所，要避免接触患病儿童。流行期可每天晨起检查孩子皮肤（主要是手心、脚心）和口腔有没有异常，注意孩子体温的变化。

如果孩子出现发热、皮疹等症状，要及时到医疗机构就诊，同时要密切观察。不要去幼儿园和人群聚集的公共场所，避免与其他孩子接触玩耍。一旦出现突然发高烧或神志不清、昏睡、肌肉或身体抽动、呼吸困难等，应立即送孩子到医院就诊。

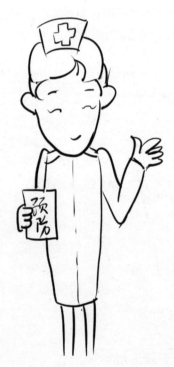

急救技能应牢记

❖ 危险发生时，先要打电话

小朋友们因为力气小，经验也少，所以当危险发生的时候，最好的自救或者救助别人的方法是迅速离开危险的地方，打电话求救。平时大家要牢牢记住下面这几个重要的电话号码，遇到危险的时候及时拨打。

下面所提到的这些电话都是免费的比如家里的固定电话、路边的磁卡电话手机等等。而且任何一部电话都可以拨打，投币电话或者小店的公用电话。

（1）匪警拨打110。遇到抢劫、斗殴时，要及时拨打110。拨通110电话后，有话音提示"您好，110报警服务台"，然后按电话中警员的提示回答问题，并在报警地等候民警，以便民警能迅速、准确地找到您。

注意110电话与普通电话不同，拨完"110"号码后，需要几秒钟后才有语音提示，切忌急躁。

（2）病人需要急救拨打120。如果身边没有大人，小朋友在拨通120后，要简短地向接线员说明现场的情况：

第一，要清楚、准确地讲明病人所在的详细地址，如果可能进一步指出救护车进入的方向、位置，特别是夜间更要说清位置以便急救人员可迅速、准确地到达现场。

第二，简短向接线员描述病人目前的病情，例如有没有神志不清、气急、肢体瘫痪等症状，以便急救人员做好准备，到达后对症抢救。

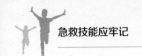

第三，报警后别忘了留下电话号码，以便救护人员随时通过电话联络。

呼救后，如有可能应让家人或邻居到救护车必经路口或住宅大门口等候，有利于救护车及时赶到。

如果是家人需要急救，在等待救护车时，应把就医所需的病历卡等准备好，并将楼梯或过道等处影响搬运病员的杂物等暂时搬走，为抢救争取时间。

在拨打"120"电话15至20分钟后，如救护车仍未到达，可以再次打电话咨询，切勿盲目找其他车辆。因为急救中心接到急救电话后一定会及时派车前往的，而且许多危重病员常需要在现场或救护车内立即进行紧急处理，否则途中就会出现险情。

（3）发生火灾拨打119。首先，拨打119电话报警时要沉着、冷静。拨通后应首先询问是否为火警台，得到确定的答复后，方可报警。

其次，接通电话后应迅速、冷静地向接话人讲明发生火灾的单位、地点、邻近何处、着火物品、火势大小、是否有人员被困、有无爆炸危险品以及放射性物质等情况，还要讲清楚报警人的姓名、单位和电话号码。

再次，在报警时应注意倾听火警台的询问，回答要准确、简明。

119这个电话不仅在火灾发生时可以拨打，在很多情况下都可以请消防员叔叔来帮忙，比如有人被困在电梯里，或者有人手、脚被卡在机器里了等等。关于这些电话还可以用在什么地方，小朋友们可以多多请教爸爸妈妈或者老师，这样在危急时刻才不会慌张。

（4）遇到交通事故拨打122。走在街上，如果碰巧遇到交通事故，小朋友们可以提醒大人拨打122电话。如果大人们在忙着救人，或者周围没有别人，小朋友也可以自己利用附近的电话拨打122求救。比如路边的磁卡电话、投币电话，或者附近小店的公用电话等等。拨通电话后，小朋友们应该简单明了告诉接线员所处的位置以及伤员的情况，这样救援人员才可以及时到达，并且做好相应的准备。

那么，怎么才能说清所处的位置呢？关键是指明所在地的标志性建筑。

第一，注意观察交通标志，通过它们可以确定自己的位置。

第二，要注意观察周围典型标志，当附近没有明显交通标志时，就要借助周围的一些典型地标来辨别方位，如商场、写字楼，或者加油站，或者车站、码头、河流等。

第三，简单描述事故现场的情况。发生交通事故时，尤其是有人员伤亡的事故，及时抢救伤者，争取救援时间，是第一原则，所以报警时，一定要说明事故地点、方向、人员伤亡情况，还有车辆损坏程度，是否要及时清理现场等信息也要清楚地反映给接警员。

第四，简单描述事故发生地的交通状况，是不是拥堵，如果可能，可以向"122"接线员简单描述一下拥堵的长度、等候了几个绿灯时间以及排队等候时间等。

❖ 电器起火，切忌冷水泼

如今是电器时代了，尤其是家用电器的普及给人们的生活带来了便利。但是，随之而来的一些火灾隐患也悄悄藏到

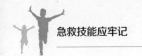

我们的身旁。

一般来说，家用电器起火主要有以下几种原因：

（1）多个大功率家用电器（如电炉、冰箱、电视、电脑）一起使用，电线超负荷导致短路。

（2）电器使用时间过长或忘记关闭电源，电器过热引发自燃。

（3）能够产生电火花或电弧的电器距离易燃易爆物品太近。

当发生电器着火时，应采取以下救助措施：

（1）立即关闭电器，拔下电源插头或拉下总闸，如只发现电打火冒烟，断电后，火即自行熄灭。

（2）如果是导线绝缘外皮和电器外壳等可燃材料着火时，可用湿棉被等覆盖物灭火。

（3）如果是电视、电脑等带屏幕的电器着火，即使关掉机子，甚至拔下插头，机内的元件仍然很热，仍会进出烈焰并产生毒气，荧光屏、显像管也可能爆炸，应对的方法是：电脑开始冒烟或起火时，马上拔掉插头或关掉总开关，然后用湿地毯或棉被等盖住电脑，这样既能阻止烟火蔓延，也可挡住荧光屏的玻璃碎片。为防止显像管爆炸伤人，只能从侧面或后面接近电脑。在电器没有完全冷却之前，切勿揭起覆盖物观看，因为显像管或屏幕可能会突然爆炸而伤人。

大家都知道水能灭火，可是在电器着火时，千万不要用水去灭火。要知道，水是电的良导体，人站在电器旁边用水灭火时，水很快就会流到人的脚下，水中带电，会使人发生触电危险。此外，电视机、电脑若冒烟着火，更不能用冷水泼，即使已关掉的电脑也是这样，因为温度突然降下来会使炽热的显像管爆裂。此外，电器内仍有剩余电流，泼水可能引起触电。

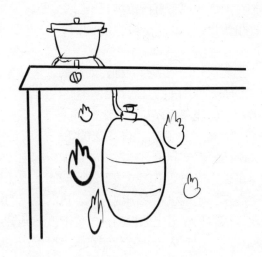

❖ 燃气泄漏时，关阀开窗忌明火

现在人们家里的厨房大都使用燃气做饭，这些燃气有瓶装的，也有通过管道输进家里来的。什么是燃气呢？比较常见的有两种，一种是煤气，前面我们说过，由一氧化碳组成，还有一种叫天然气，主要成分是甲烷。虽然它们成分不同，但是有同样的特点，极易燃烧。当它们泄漏后，并在空气中达到一定浓度后，一旦遇到火星就会爆炸燃烧。更危险的是，燃气泄漏燃烧时空气中的氧气被很快消耗，使人窒息、昏迷，无法逃生了。所以，无论在哪里发现燃气泄漏，一定要注意防火。

那么，作为小朋友，如果家里发生燃气泄漏，该怎样防火呢？这时候，一定不要惊慌，应该从两方面自救：

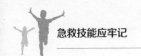

（1）如果来得及，立刻关闭煤气总阀门，迅速打开门窗。注意，如果煤气用具上开关是关闭的，最好不要花费时间检查哪里漏气，直接关掉总阀门，以节省时间。检修的工作留待以后再做。

（2）迅速离开房间，去邻居家或别的地方给煤气公司的紧急服务部打电话，或者直接拨打119电话报警。

为了防止燃气爆炸，在自救的同时，一定要注意以下事项：

（1）切勿点火：弄熄所有火种，如香烟、蜡烛等。

（2）切勿开、关任何电器开关，不要按门铃。因为开或关电器开关都有可能产生火花，点燃燃气。

（3）切记：煤气泄漏时，许多人的第一反应是拨打本室电话找有关部门。但实际上这样做很有可能引起电话停机爆炸和起火。这是因为当电话拿起或放下的一瞬间，电话机内的线圈就会产生高压，电话机随之出现火花。这时泄漏的煤气、液化气、乙炔等很容易钻进电话机内，气体浓度达到燃点时就会发生爆炸和燃烧，引起火灾。还有如衣服上摩擦产生的静电火花等也能引爆煤气。所以，遇到易燃易爆气体泄漏时，不要立即拨打本室电话或使用其他易产生火花的电器，首先要做的是迅速关闭总阀门，然后打开门窗通风。

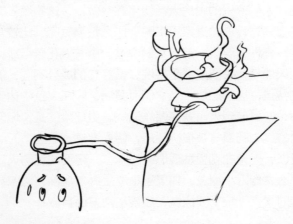

❖ 怎样正确处理眼内异物？

（1）当灰尘进入眼内，应用两个手指头捏住上眼皮，轻轻向前提起，让大人向眼内轻吹，刺激眼睛流泪，将灰尘冲出。或可试用棉签粘出。如果是上眼睑，先把棉签放在上眼睑上，一拉睫毛，眼睑很容易被翻开。这样，自己可对着镜子找到灰尘。

（2）当其他异物进入眼时，应轻轻闭眼一会儿，或用手轻提上眼皮一般附在表面的异物可随眼泪自行排出。

（3）若是生石灰溅入眼睛内，一不能用手揉，二不能直接用水冲洗。因为生石灰遇水会生成碱性的熟石灰，同时产生大量热量，反而会烧伤眼睛。正确的方法是，用棉签或干净的手绢一角将生石灰粉拨出，然后再用清水反复冲洗伤眼，至少15分钟，冲洗后勿忘去医院检查和接受治疗。

（4）当硫酸、烧碱等具有强烈腐蚀性的化学物品不慎溅入眼内时，易对眼内组织造成严重的损伤。现场急救中对眼睛及时、正规的冲洗是避免失明的首要保证。事故发生时，无论是伤员还是救助者，要立即就近寻找清水冲洗受伤的眼睛，越快越好，早几秒钟和晚几秒钟，其后果会截然不同。对于选用的水质不必过分苛求，当时有什么水就用什么水，凉开水、自来水、井水、河水，哪怕是不十分干净的水都可以，绝不能因为寻找干净水而耽误了时间。如果就近能找到自来水，将伤眼一侧的头偏向下方，用食指和拇指扒开眼皮尽可能使眼内的腐蚀性化学物品全部冲出。若附近有一盆水，伤员可立即将脸浸入水中。边做睁眼闭眼运动，边用手指不断开合上下眼皮，同时转动眼球使眼内的化学物质充分与水接触而稀释，此时救助者可再打来一盆水以便更换清洗。

注意：

（1）有时用肉眼找不到异物，而眼球仍可转动。这样一

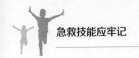
来，异物在眼内可能磨伤角膜引起感染，甚至有失明的危险。这时，最好的办法是用纱布轻轻覆盖眼睛，然后快速去医院诊治。

（2）一旦眼部受到外伤，应立即想到眼内存在异物的可能性，要及时求医排除全部异物，切勿忽视小异物。如果进入眼内的异物是铁（铜）之类的物质，要不及时排除，待到铁（铜）锈症形成，异物不易吸出，眼球受到的损伤难以治愈，其后果是不堪设想的，严重者会导致双目失明。

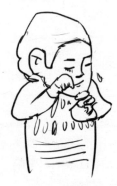

（3）有时异物排出或取出后，眼睛仍感到磨痛，好像还有异物，这是因为角膜上有伤，只要检查确实无异物，点些抗生素眼药水及服药膏，很快就可恢复正常。

（4）冲洗因酸碱烧伤的眼睛，用水量要足够多，绝不可因冲洗时觉得难受而半途而废。冲洗完毕后，还应立即去医院接受眼科医生的检查和处理。

❖ 发现鼻出血，且莫轻视它

鼻出血，在人们的日常生活中经常可以遇到。特别是学生，在学校运动时很容易碰伤鼻子，造成鼻出血。除了外伤造成的鼻子出血，鼻子及全身有病也可能造成鼻出血。千万不可以马虎。举一个例子，有一段时间小强的鼻子经常出血，刚开始他并不太在意，每次出血时，他只是随便找点纸或布堵住就算处理了。有一天下课后，他刚出教室鼻子又开始流血了。他仍然像以前一样用卫生纸堵。没想到这次出血很多，根本堵不住。由于出血过多，小强渐渐感到身体发软，支撑不住晕倒在地。幸亏被发现，同学叫来老师，把他送到医院。医生诊断的结果是失血性休克，如果再晚了，可能就会出现生命危险了。

（1）鼻出血的原因。引起鼻出血的原因很多，一般可以分为局部和全身两个方面。局部原因以外伤为主，如手指挖鼻、猛力揉鼻、剧烈咳嗽、鼻骨骨折、鼻室外伤等等。另外，急慢性鼻炎、鼻腔与鼻窦以及鼻咽部肿瘤，鼻中隔偏曲、鼻中隔穿孔及鼻腔异物也都能引起鼻出血。上述出血部位多在鼻腔前段，常限于一侧。全身原因引起的鼻出血常是全身性疾病的一个症状。常见疾病有心血管系统疾病，为症状性鼻出血最常见的原因，如高血压、动脉硬化、充血性心力衰竭、肺水肿等。还可以见于急性传染病，如流行性感冒、麻疹、猩红热、伤寒、流行性出血热等等。多因高热，血管发生中毒性损害，毛细血管破裂所致，出血常发生在发热期，量较少。血液系统疾病，如各种白血病，血小板减少性紫癜、再生障碍性贫血、血友病等。营养不良和维生素缺乏也可导致。其次肝脏疾病，风湿热；某些化学药物损伤；以及剧烈运动等。

（2）鼻出血的急救措施。虽然鼻子出血不是什么大的疾病，可处理不得当也是很危险的，切莫轻视它。那么，当你或身边的人突然鼻子出血了，你该怎么办呢？

下面就教你几个止鼻出血的妙招吧：

方法一：轻微出血时，可以用干净的棉花塞住流血的鼻孔。也可以让自己或者其他患者平躺着，用浸过冷水的毛巾放在他的额上、鼻梁上或者后颈部，促使鼻内血管收缩。

还可以用药棉蘸醋或明矾水塞鼻，再用热水洗脚，两手高举，很快就可以止住鼻血。

此外，新鲜的三七叶子洗干净后，揉成团塞住鼻孔，也可以止血。

方法二：如果你自己鼻子出血了，可以先把头仰起来，用手指紧压住出血一侧的鼻根部，一直到不出血为止。也可以用干净的棉球塞进鼻孔里压迫止血。用冷水浇后脑部，也会使血管收缩，达到止血的目的。

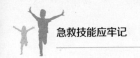

方法三：左鼻孔流血时，用力掐右手大拇指根部，反之，右鼻子流血时，用力掐住左手大拇指根部。

方法四：如果是在运动中被器械碰伤的，要暂时避免用鼻子呼吸，改用口呼吸。同时要去医院认真检查，看是否有其他问题。

如是其他病症，如高血压引起的鼻出血，会危及生命，须慎重处理。先让患者侧卧把头垫高，捏着鼻子用嘴呼吸，同时在鼻根部冷敷。止不住血时，可用棉花或纱布塞鼻，同时在鼻外加压，就会止住。然后迅速通知急救中心或去医院。

为避免鼻子出血，平时要保持情绪稳定，避免恐惧和紧张。饮食上忌食辛辣，少吃巧克力、可可、咖啡和杏等上火生热食物，衣着不宜穿得过多。夏季避免室外暴晒，出门戴草帽、遮阳伞等，这对治疗鼻出血也是十分有益的。

❖ 小儿气管、支气管异物会出现哪些症状？家庭紧急处理原则有哪些？

多见于学龄前儿童，婴幼儿多见。异物进入气管后，剧烈咳嗽，继而呕吐及呼吸困难。如异物较大，嵌顿于喉头，可立即窒息死亡。异物居留于气管者，多随呼吸移动而引起剧烈的阵发性咳嗽，异物停在一侧支气管，仅有轻度咳嗽及喘鸣，以后因异物堵塞可并发炎症，产生肺气肿或肺不张等支气管阻塞症状。一旦小儿发生气管异物，应该立即到医院治疗。

❖ 孩子中暑会有哪些典型的表现？该如何处理？

有接触高温环境或烈日下暴晒的病史，表现为突然体温升高、大汗或无汗、皮肤干热、口渴、乏力，严重者面色苍白、烦躁、嗜睡、抽搐或意识丧失。

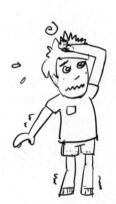

中暑轻、神志清醒患儿立即转移至阴凉通风处或有空调的房间内，迅速给予降温，在头、颈、腋下和腹股沟处放置冰袋，并用凉水或35％酒精浸湿毛巾全身擦浴，再用电风扇向患儿吹风，加快散热降温，并口服退热药物降温，同时予含冰盐汽水饮料或含盐冷开水口服以补充水分。严重者立即送医院救治。

❖ 小儿喉梗阻是怎么引起的？会有哪些表现？应如何处理？

小儿喉梗阻系因喉部或邻近组织的病变致喉腔急性变窄或梗阻导致呼吸困难，常由喉部炎症、过敏、外伤、异物、肿瘤、痉挛、双侧声带外展性麻痹引起。多急性起病，表现为声音嘶哑、犬吠样咳、吸气性呼吸困难，甚至面色苍白、出汗、发绀等缺氧的表现。家长应立即带患儿到医院就诊。

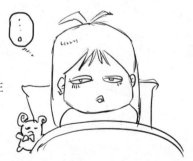

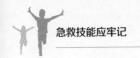
❖ 儿童溺水后如何处理？

溺水是一个由于淹没在液体中导致原发性呼吸损害的过程，常由呼吸道阻塞或因喉头、气管发生反射性痉挛造成窒息或缺氧而死亡。溺淡水者血钾升高导致室颤而心跳停止，溺海水者电解质紊乱和急性肺水肿导致心力衰竭而死亡。

现场急救时应分秒必争：①脱水上岸；②清除口鼻腔泥沙，将舌拉出，保持呼吸道通畅；尚有呼吸心跳者可仰卧，头低腹垫高，压其背部排出积水，方法：救生者一腿跪地，一腿屈膝，将溺水者横放在屈膝的大腿上，头部下垂，压其背部，排出积水；如心跳呼吸停止，立即进行人工呼吸及胸外心脏按压；③经抢救后立即送往医院。

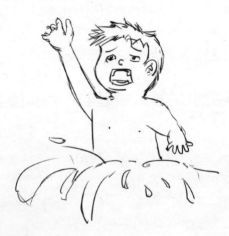

❖ 出血时的处理

少年儿童好奇爱动，外伤事故比较多见，因而常有不同程度的出血现象发生。如果出血较多，在未得到医生救治之前应就地进行紧急处理，越快越好。

有的少年儿童看到自己身上出血心里就发慌，随便抓一把灰往上撒，或者往上吐口唾沫。这样非但止不住血，还可能将细菌带到伤口里、红肿化脓，甚至引起败血症，危及生命。所以说，出血时既注意止血，又应预防细菌感染。

人身上的血管分为三类：动脉、静脉和毛细血管。平时我们擦破皮渗出一点点血，还只是从毛细血管里溢出来的，只要拿一块干净棉花往伤口上一压，几分钟内血就会止住，然后再涂点紫药水就可以了。

静脉破裂后流出来的血是暗红色的，流得比较慢，一点点往外浸，我们可用干净的棉花和纱布紧压在伤口上，再稍用力包好。如果血淌得较多，那么还应加一条绷带包紧、如果伤在手和脚上，宜将手或脚抬高，便于止血。

动脉破裂出血比较危险，流出的血颜色鲜红，一阵阵地往外喷，好似喷泉似的，需要马上止住。方法是：先用干净棉花和纱布压紧伤口处，然后在伤口的上端，即朝心脏那一端用力加压。如果血止不住者应立即送医院救治。

除了用手指和绷带压迫止血外，还可以用止血带来止血这种方法适用于四肢动脉的大出血。常用细橡皮管、绷带、布带使劲扎紧伤口上段，压迫血管而止血。在送往医院途中，每隔二、三十分钟就应放松一下以防时间久了引起肢体坏死。

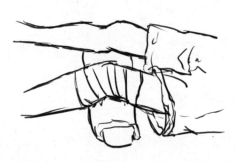

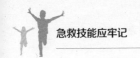
❖ 儿童触电怎样急救?

首先,不要将自己手脚和身躯直接去碰触电的人,否则自己也会触电。应当急速去将电门关上;如果是落下的电线打着的,则应用木棍、竹竿(不能用金属器材)将电线挑开。电流一被切断,马上把触电者抬到木板床上躺卧着,尽快地按前述方法进行人工呼吸。当病孩呼吸恢复,神志清醒一些时,可给他喝一点浓茶或酒。如果病孩发生头晕、头痛现象可给他吃一片去痛片或三溴合剂以止痛镇静。

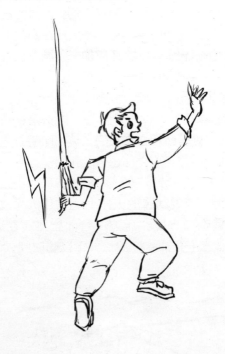

❖ 狗咬伤的处理

少年儿童被狗咬伤的情况愈来愈多见。被狗咬伤的主要危害不是伤口本身，而是须警惕患狂犬病（又称恐水病）。近年来，狂犬病的发病率较高，而少年儿童患病最多。

人被狂犬咬伤后，伤口与其它类动物咬伤并没什么不同。狂犬病毒进入人体后并不使人立即发病。一般潜伏期为1~2个月，短的也需要半个月，长者可达半年甚至1年。被狂犬咬伤的伤口离头部越近，伤口越深，则发病越快越重，所以，以头部的咬伤最危险。狂犬病的症状主要是烦燥不安、恐惧、怕喝水、抽风、瘫痪，最后因呼吸麻痹而死。

人被咬伤后，如怀疑是狂犬咬的，应将伤口上下方用止血带紧紧勒住，伤口要稍作扩大，吸出局部血液，并用高锰酸钾液或双氧水、肥皂水冲洗局部，然后用浓硝酸烧灼伤口。初步处理后，送医院检查观察，做进一步治疗。

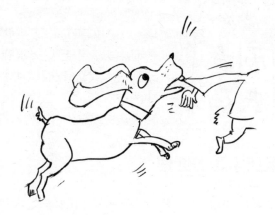

❖ 有机磷农药中毒的处理

有机磷农药进入人体后，最快在15分钟，最慢在8~10小时内出现中毒症状。如：面色潮红、头痛、恶心、流汗，较重者腹痛、腹泻、呕吐、出汗、肌肉震颤、视物不清、面色灰白，危重者惊厥、呼吸困难、口鼻冒沫、大小便失禁、瞳孔缩

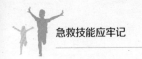

小，最后死于呼吸麻痹。

一旦发现农药中毒，应立即采取措施：

（1）口服者用1%碳酸氢钠镕液，或1：5000高锰酸钾液洗胃，并以硫酸镁导泻。

（2）轻度中毒者，肌内注射阿托品。

（3）中度中毒者，静脉注射阿托品，每15～30分钟注射一次，直到瞳孔扩大、皮肤潮红时再减量或停药。

（4）严重中毒者，用解磷定加入50%葡萄糖20毫升内缓慢地静脉注射；病情需要时，在30分钟后再给一半量的药。也可用阿托品交替使用。同时，应给病人吸氧气，补充液体视情况给予中枢兴奋剂或镇静剂。

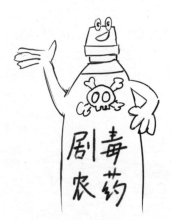

（5）如果是由于皮肤接触农药而中毒，引起皮炎水疱者，用凉肥皂水或1%碳酸氢钠水，反复冲洗被农药沾染之处，再涂上肤轻松软膏或氢化可的松软膏。

❖ 灭鼠药中毒的处理

灭鼠药中毒表现为：恶心，呕吐，吐出物散发大蒜味；咽部灼痛，腹痛腹泻，呼吸困难，心跳不规则；或呕血便血，昏迷；或病情缓解后1～2日，又出现血压下降，蛋白尿，肝肿大，黄疸等病，最后死亡。

发现少年误食毒鼠药饵后，应立即给他口服1%的硫酸铜液6毫升，每10～15分钟服一次，起催吐的作用；或将硼砂3克研末，用蛋清调后服下催吐。然后先以0.2%硫酸铜溶液洗胃，后以1：2000高锰酸钾溶液洗胃。再应用硫酸镁导泻。

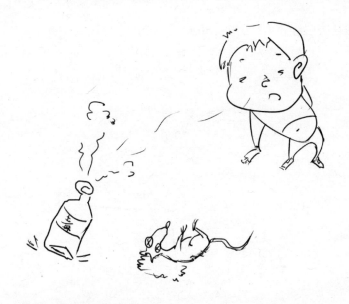

❖ 煤气中毒的处理

在寒冷的冬季，常有少年儿童发生煤气中毒的事例。因为气温很低，人们在房屋内生着煤炉子取暖，如果门窗关得严空气不流通，煤气不能及时排出屋外，屋里面的煤气越积越多。由于煤气是无色无味的气体，少年儿童会在不知不觉中吸入体内而造成中毒。煤气实质上是一氧化碳，吸进人体后和血液中的血红蛋白结合在一起，使血红蛋白失去运送氧气的能力，以致人体缺氧窒息。轻则头沉、头痛、恶心、四肢无力，重则昏迷不醒，甚至死亡，后果十分严重。

如果家中生有煤炉，门窗关着，而自己感到有些头昏头痛，肢软不适，则应提高警惕，将门面打开，让外面的空气流通开来。一旦发现少年儿童已经煤气中毒，就要赶快打开门窗，迅速将病孩转移到空气新鲜的地方解开他的领扣，使之呼吸顺畅。但应注意保暖，不要让病孩直接被寒风吹着。如果病

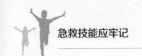

孩呼吸已经停止，则应当机立断，立即进行人工呼吸，直至苏醒过来。有人给煤气中毒者一碗醋或酸菜汤，这是一种错误的做法，不仅无益，反而会耽误抢救和治疗。

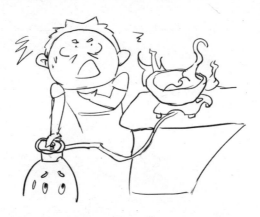

❖ 海蜇刺伤有哪些典型的表现？该如何处理？

　　海蜇（又称水母），当人体接触海蜇触手时，可引起局部及全身症状，严重者可致死亡。

　　局部症状：表现受伤部位立即出现红肿和剧痛，偶有麻木感；肿胀范围迅速扩大，周围见瘀血点。如时间久，局部组织可变为紫黑色；手足部受伤时，肿胀可波及整个手足，甚至于不能行动和工作。全身症状：除局部症状外，有恶心、呕吐、腹痛、腹泻、软弱、胸闷、咳嗽、呼吸急促、血压下降及肺水肿；严重者可出现呼吸抑制、痉挛等。

　　一旦被海蜇蜇伤，切勿用淡水冲洗，因淡水可促使刺胞释放毒液。应尽快用毛巾、衣服、泥沙擦去黏附在皮肤上的触手或毒液，也可用海水冲洗。有条件者可用碱性洗液冲洗或喷洒患处，如10％碳酸氢钠等。对皮损面积大，全身反应严重者要及时去医院治疗。

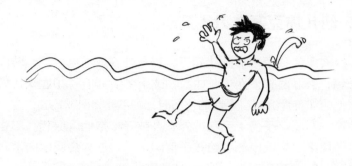

❖ 孩子衣服着火时怎么办?

（1）让孩子躺在地上使燃烧的部位朝上，如果可能的话，尽量不用你的手或你的衣服接触正在燃烧的区域。

（2）用喷水灭火或用地毯、羊毛、厚窗帘将火焰覆盖，灭火时，尽量避开孩子的头部。

（3）如果孩子位于开着电源的电器用具附近。切勿把水溅在他的身上。

（4）不要用尼龙或其他任何易燃的纺织品覆盖火焰。

（5）衣服着火后不要让孩子跑向室外，因为空气会使火焰烧得更旺。

（6）按严重烧伤治疗。

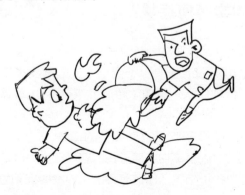

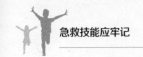

❖ 幼儿休克怎么办？

（1）使孩子成仰卧状躺下，盖上外衣或毛毯。把头转向一侧，然后两脚下面垫一些衣物或坐垫使其抬高20厘米。如果他腿部有骨折或有毒性的咬伤时，则不要将两腿抬高。

（2）给孩子盖上毛毯或外衣，或者搂抱他以保暖。不要企图用热水袋或电热毯给孩子保暖。因为这样会使体内重要器官的血液流向皮肤，从而造成器官缺血。

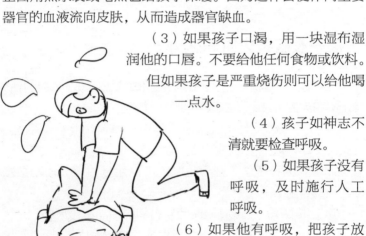

（3）如果孩子口渴，用一块湿布湿润他的口唇。不要给他任何食物或饮料。但如果孩子是严重烧伤则可以给他喝一点水。

（4）孩子如神志不清就要检查呼吸。

（5）如果孩子没有呼吸，及时施行人工呼吸。

（6）如果他有呼吸，把孩子放置成平卧姿势。

❖ 幼儿中毒有何症状？

中毒是幼儿最常见的急症之一。

中毒所出现的症状取决于他吃下去的毒物类型。你可能注意到下列各种症状：胃痛（腹痛）；呕吐；出现休克；抽搐（惊厥）；嗜睡；神志不清。

此外，如果孩子吃了有腐蚀性的毒物，口腔周围会有灼伤或变色而且附近有毒物或盛毒物的容器已空。

如果认为孩子吃下了任何有毒的东西就要立即急救。

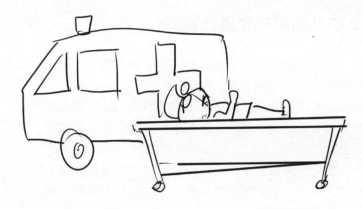

❖ 幼儿中毒怎么办？

（1）如果孩子神志不清，那么先检查其呼吸状况。

（2）如果看到孩子口腔周边有灼伤的体征，或者有其他理由认为孩子可能吞入化学物品，可用水清洗其皮肤及唇部。如果孩子神志清醒，可给些牛奶或水。

（3）要知道孩子吃下了多少毒物以及已经过了多少时间，并告知医生或急救人员，最好给他们一些毒物的样品或盛毒物的容器。

（4）孩子如呕吐，留呕吐物的标本给医生或急救人员。但不要刻意让孩子呕吐。

（5）如果孩子没有呼吸，应立刻人工呼吸，但先要擦净孩子的面部或在其嘴上盖一块薄的、不妨碍呼吸的布，以免毒物进入施救者的口中。

（6）如果孩子有呼吸，那么把孩子安放成复苏姿势。

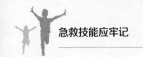

❖ 小儿抽风的家庭急救

抽风是婴幼儿常见的急症。年龄越小发生率越高。大多为突然发病，意识丧失，眼球固定或上翻、斜视，头转向一侧或后仰，口吐白沫，面部及四肢肌肉抽动。常有憋气、口唇发紫、大小便失禁。一般经数秒至数分钟自行缓解，少数反复发作或抽风不止。

小儿抽风时，家长要保持镇静，尽量减少对患儿的不良刺激，切勿大声喊叫或摇晃患儿。此时应妥善护理患儿，并应尽快采取措施制止抽风。否则，抽风持续时间愈长，脑部缺氧就愈严重。

首先要使患儿平卧于床上，头偏向一侧，这种姿势可以防止痰液或呕吐物吸入气管引起窒息。解开衣扣和裤带，以利于呼吸时胸、腹部起伏。可用指甲按压人中部位。

如果口腔或鼻腔有分泌物要及时擦去，保持呼吸道通畅。如患儿抽风时间较长，应用筷子缠上纱布后放在口腔内，防止抽风时把舌头咬伤，也容易擦去口腔中的分泌物。如抽风牙关咬紧时，不要强力撬开，以免把牙齿撬坏。患者高烧时，可用10%～20%安乃近滴鼻剂滴鼻，5岁以下患儿每鼻孔一次滴1～2滴，滴药1小时后若退烧不明显，可再滴一次。也可用度数较高的白酒或冷水擦拭颈部两侧、腋下、腹股沟等处，有助于降温。还可将冷湿毛巾放在患儿前额部。抽风过程中不要给孩子喂水，以免引起呛咳。也不要给孩子乱喂药，因为治疗不当反而对病情更不利。经过上述处理后，及时到附近医院进行全面检查，查明抽风的原因进行彻底的治疗。

29